Top im Gesundheitsjob

Alexandra von Bose

Bunte Vielfalt – Interkulturelle Zusammenarbeit in Gesundheitsberufen

Mit 15 Abbildungen

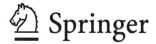

Alexandra von Bose
Dannenfels, Deutschland

ISBN-13 978-3-662-43579-3   ISBN 978-3-662-43580-9 (eBook)
DOI 10.1007/978-3-662-43580-9

Die Deutsche Nationalbibliothek verzeichnet diese Publikation in der Deutschen Nationalbibliografie; detaillierte bibliografische Daten sind im Internet über http://dnb.d-nb.de abrufbar.

Springer Medizin

Planung: Susanne Moritz, Berlin
Projektmanagement: Ulrike Niesel, Heidelberg
Lektorat: Sirka Nitschmann, Werl-Westönnen
Projektkoordination: Eva Schoeler, Heidelberg
Umschlaggestaltung: deblik Berlin
Fotonachweis Umschlag: © Andrea Preibisch, www.istockphoto.com
Zeichnungen: Claudia Styrsky, München
Herstellung: Fotosatz-Service Köhler GmbH – Reinhold Schöberl, Würzburg

Gedruckt auf säurefreiem und chlorfrei gebleichtem Papier

Springer Medizin ist Teil der Fachverlagsgruppe Springer Science+Business Media
www.springer.com

Widmung

Dieses Buch widme ich meiner gesamten Familie im In- und Ausland. Jeder einzelne von euch lebt die interkulturelle Kompetenz aus ganzem Herzen.

Beim Schreiben dieses Buches wurde mir wieder bewusst, wo mein Herz schlägt und deshalb möchte ich auch diesen wunderschönen und magischen Ort hier erwähnen, der wie kein anderer auf der Welt zeigt, wo interkulturelle Konflikte hinführen....und wie diese immer wieder gelöst werden: Meine Heimatstadt Beirut, der ich nichts anderes als fortwährenden Frieden wünsche, damit auch ich eines Tages zurückkehren kann.

Alexandra von Bose im März 2014

Vorwort

» Oder ein Fisch und ein Vogel können kein Nest zusammen bauen.«

Stellen Sie sich vor, Sie kommen an Ihren Arbeitsplatz und plötzlich ist alles anders: Der Stress, der sich schon morgens in Ihnen breitzumachen versucht, fällt von Ihnen ab, Sie freuen sich auf Ihre Kollegen und Patienten und ein Arbeitstag voller wertvoller Erlebnisse liegt vor Ihnen. Insbesondere das Kennenlernen von Patienten aus anderen Kulturen bereitet Ihnen kein Bauchweh mehr, sondern Sie freuen sich darauf, Menschen und deren Familien kennenzulernen, die aus einem vollkommen fremden Lebensumfeld kommen. Ihre Kollegen mit Migrationshintergrund gehören zu Ihrem festen Freundeskreis und die Art und Weise, wie sie das Leben und die Pflege betrachten, erfüllt auch Sie mit einer positiven Haltung gegenüber Ihrem gewählten Beruf. Vorbei sind der Frust über langwierige tägliche Dokumentationen und Sie fühlen sich dem ursprünglichen Ziel Ihres Berufes wieder viel verbundener: Der Hilfe zur Gesundung bei kranken oder hilfsbedürftigen Menschen.

Ich sehe Sie vor meinem geistigen Auge, wie Sie ungläubig den Kopf schütteln und murmeln: »Wie soll das denn gehen?«

Das klingt zu schön um wahr zu sein?

Angesichts der Tatsache, dass in allen Gesundheitsberufen derzeitig ein hoher Stressfaktor bei den Pflegenden zu verzeichnen ist und das Thema »interkulturelle Kommunikation« mit immer größerer Dringlichkeit in den Vordergrund rückt – ob im multikulturellen Team oder in der Pflegearbeit mit Migrantenpatienten– erscheint das oben geschilderte Szenario wie ein allzu schöner Traum.

Wie sieht die Realität in Ihrem Arbeitsleben aus? Lassen Sie uns vorab eine kleine Bestandsanalyse machen von Ihrer Ist-Situation – und danach werde ich Sie Stück für Stück begleiten auf dem Weg zu mehr interkulturellem Verständnis, denn eines verrate ich Ihnen schon jetzt:

Es ist absolut möglich, den Kontakt und die Kommunikation mit Migrantenpatienten und anderskulturellen Teammitgliedern so positiv zu gestalten, dass die Probleme, die einen täglich begleitet haben absolut der Vergangenheit angehören – man muss nur wissen wie!

Ihr Ist-Zustand

Bitte kreuzen Sie die für Sie richtige Antwort an:

1. Wenn Sie daran denken, dass Sie jemanden pflegen sollen, der nur schlecht oder gar nicht Deutsch spricht, was fühlen Sie?

    a. »Oh nein, nicht schon wieder! Können die nicht endlich Deutsch lernen? Wie soll ich denn erklären, was ich von ihm/ihr will?«

    b. »Nun ja- wie üblich, aber mit einem Dolmetscher geht es schon – hoffentlich hat der Zeit, sonst bin ich total aufgeschmissen.«

    c. »Interessant! – eine neue Gelegenheit, eine Familie kennenzulernen, die hier lebt und über deren Kultur ich etwas erfahren kann!«

2. Sie erfahren, dass die Familie des Patienten kommt, was fühlen Sie?

    a. »Na super, da kommt dann wieder eine ganze Horde Menschen, die sich an keine Regeln halten, keiner versteht was und ich weiß nicht, was ich mit ihnen machen soll!«

    b. »OK, mal sehen, ob einer meiner Kollegen die Schicht übernimmt, dann habe ich nicht mehr direkt damit zu tun.«

    c. »Prima, gleich mehrere Gesprächspartner, mit denen ich über den Patienten reden kann. Zusammen werden wir es schaffen, den Patienten gut hier einzuführen.«

▼

3. Eine muslimische Patientin möchte sich nicht von Ihnen behandeln lassen, was denken Sie?
   a. »Oh nein, schon wieder diese Extrabehandlungswünsche! Aber Pech gehabt, ich bin nun mal eingeteilt und da gibt es keine andere Regelung!«
   b. »Tja, da gibt es nun mal keine andere Möglichkeit, da müssen wir beide durch!«
   c. »Diese verängstigte Frau hat so viel Angst, dass es einem echt leid tut. Ich freue mich darauf, ihr diese Angst zu nehmen und sie hier mit unserer Arbeit so vertraut zu machen, dass sie sich sicher und geborgen fühlt und ihre ganze Kraft dem Heilungsprozess widmen kann.«

4. Ein Migrantenpatient oder seine Familie hält sich nicht an ihre medizinischen oder pflegerischen Anweisungen, z. B. was eine bestimmte Diät angeht. Stattdessen bringen die Verwandten immer wieder Essen von zu Hause mit, was für die Diät ungeeignet ist. Was denken bzw. fühlen Sie?
   a. »Ich muss endlich mal ein Machtwort reden! So geht das nicht weiter! Keiner von denen kann sich an eine Anweisung halten!«
   b. Na, wenn das so ist, dass die mich nicht verstehen wollen, dann will ich die auch nicht verstehen, ich werfe das Essen einfach demonstrativ in den Müll und sage »Nein, das geht so hier nicht. Der Patient braucht eine besondere Diät und es ist nicht erlaubt Essen von außerhalb mitzubringen!«
   c. »Mal sehen, wen ich von den Verwandten ansprechen kann, damit ich erklären kann, warum die Diät so wichtig ist. Vielleicht muss ich die Verwandten beruhigen, die Angst davor haben, dass der Patient »unser« Essen nicht verträgt!«

Auflösung: Wenn Sie nur eine oder mehrere Antworten bei a) oder b) angekreuzt haben, sollten Sie sich Zeit nehmen für dieses kleine Buch und es nach und nach durchlesen. Sie werden viele wertvolle Tipps und Anregungen finden, wie Sie ganz anders mit ihren Migrantenpatienten umgehen können.

Und ich bin mir sicher, Sie werden v. a. eines erleben:

Der eingangs geschilderte Traum vom stressfreien und erlebnisreichen Arbeitsalltag wird für Sie Wirklichkeit werden. Gespannt wie das geht? Dann lassen Sie uns gemeinsam auf eine Reise gehen in andere Welten, fremde Kulturen, neue Gefühle und lassen Sie mich Ihnen zeigen, wie es gelingt unter Ihren Patienten Freunde im globalen Dorf zu finden! Oder lassen Sie mich dies mit anderen Worten ausdrücken:

Es gibt ein Sprichwort, das heißt: »Warum ein Fisch und ein Vogel niemals zusammen ein Nest bauen können!« – Ich möchte Ihnen in diesem Band zeigen, dass dieses Sprichwort keine fest zementierte Wahrheit bedeutet und ich nehme mir sogar die Freiheit heraus am Ende dieses Buchs dieses Sprichwort umzuformulieren. Wie das geht und warum ich dieser Überzeugung bin, erfahren Sie in nächsten Kapiteln über die spannende Welt der kulturellen Vielfalt.

Ich wünsche Ihnen viel Spaß beim Lesen und v. a. neue und spannende Erkenntnisse, die Sie sofort für Ihre Praxis umsetzen können. Beim Schreiben dieses kleinen Handbuchs zum Thema Vielfalt habe ich bewusst auf viele wissenschaftliche Erklärungen verzichtet. Aus meiner Erfahrung heraus ziehen sich wie ein roter Faden Gefühle durch das Thema interkulturelle Kommunikation.

Gefühle lassen sich schwer wissenschaftlich erklären. Aber sie lassen sich sehr gut visualisieren. Aus diesem Grunde habe ich einige kleine Alltagsgeschichten aus dem Bereich der Gesundheitspflege und der internationalen Teamarbeit aufgenommen, die auch z. T. mit Karikaturen verdeutlicht wurden. Diese kleinen Fallbeispiele regen zum mitdenken und mitfühlen an und werden dann anschließend erklärt und mit den Erkenntnissen aus den Kultur- und Kommunikationswissenschaften in Einklang gebracht.

Dieses Buch soll auf leicht verständliche Weise mögliche Problemfelder der interkulturellen Begegnung schildern. Daher lege ich viel Wert darauf, dass eine interkulturelle Zusammenarbeit gut gelingt und man durch die Suche nach den menschlichen Faktoren immer Gemeinsamkeiten finden kann, wenn man dies möchte. Die Illustrationen und Geschichten dienen der Bewusstmachung durch eine starke Überzeichnung. Sie wollen durch die Überzeichnung mögliche Stereotypen und Vorurteile aufdecken und unsensible Verhaltensweisen sichtbar machen. In der Überzeichnung liegt nur ein tieferer Sinn: Diese Sichtweisen zu entlarven und dann zu erklären, was dahinter steckt. Keineswegs sind sie als »Abbildungen« von realen Situationen gedacht, sondern wollen mit dem Humor der Karikatur oder der Übertreibung zeigen, dass der Blick über den kulturellen Tellerrand bitter nötig ist.

Alle Angaben in diesem Buch wurden nach bestem Wissen und Gewissen gemacht. Es liegt absolut nicht im Interesse des Verlags und der Autorin, über irgendeine Gruppe von Menschen geringschätzige oder abwertende Bemerkungen zu machen.

Die Lektüre dieses Buchs dient zur Erläuterung der Themen Kultur und Kommunikation. Ziel ist die gute und effektive Zusammenarbeit aller Betroffener, also der Pflegenden, der Pflegenden mit einem anderskulturellen Hintergrund und der Patienten mit unterschiedlichem Migrationshintergrund. Die Kürze dieses Büchleins lässt nicht zu, dass das Buch wissenschaftlichen Anspruch erheben kann. Daher kann die Lektüre dieses Buchs das Einholen von einem ggf. notwenigen Expertenrat nicht ersetzen.

Viel Erfolg und Freude bei Ihrer täglichen Arbeit im Umgang mit Patienten aus anderen Kulturen wünscht Ihnen von Herzen

Alexandra von Bose

Über die Autorin

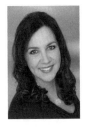

>> Das Leben ist zu bunt um sich auf nur eine Kultur zu beschränken!

Interkulturelle Kommunikation, interkulturelles Management und interkulturelle Kompetenzentwicklung im Gesundheitswesen –diese Themenbereiche geraten immer mehr in den Mittelpunkt des Interesses. Nur wer sich gut auf Mentalität, Kultur und Gesetzmäßigkeiten von anderen kulturellen Lebenswelten einstellen kann, kann auf Dauer erfolgreich sein und die jeweilig gesteckten Ziele erreichen.
Kultursensible Gesundheitspflege stellt ein zunehmend wichtigeres Segment in der heutigen Gesellschaft in allen Aufnahmeländern dar.
Dass diese Kultursensibilität nicht angeboren ist und ebenso wie andere soziale Kompetenzen erlernt werden muss, ist eine Erkenntnis, die sich immer mehr durchsetzt.
Die Autorin Alexandra v. Bose hat hier ihren Arbeitsschwerpunkt. Sie ist als Referentin im Bereich der kultursensiblen Pflege und als Dozentin für interkulturelle Kommunikation an diversen Hochschulen tätig und hält Vorträge und Schulungen zum Thema interkulturelle Kompetenz im Gesundheitswesen im In- und Ausland. Sie bietet mit wissenschaftlich fundiertem Hintergrund und jahrelanger Auslandserfahrung in verschiedenen Ländern und Kulturen kompetente Hilfestellung für eine erfolgreiche interkulturelle Kommunikation. Auf der Basis dieser Schulungen ist hier ein sehr praxisnaher Band zur interkulturellen Kommunikation entstanden, der sich bewusst nicht zu tief in die wissenschaftlichen Hintergründe einarbeitet,

sondern das Thema »interkulturelle Kompetenz«
von der emotionalen und empathischen Seite
her erklärt.

Unter dem Titel: »Muslimische Patienten pflegen
– Handbuch Betreuung und Kommunikation«
ist ein weiteres Fachbuch im Springer Medizin
Verlag erschienen in Zusammenarbeit mit der
Koautorin Jeannette Terpstra.

Inhaltsverzeichnis

Das Bekannte und das Unbekannte

A. von Bose

A. von Bose, *Bunte Vielfalt – Interkulturelle Zusammen-
arbeit in Gesundheitsberufen (Top im Gesundheitsjob)*,
DOI 10.1007/978-3-662-43580-9_1
© Springer-Verlag Berlin Heidelberg 2014

Kennen Sie das

Es ist ein ganz normaler Montagmorgen. Sie fahren zur Arbeit. Schon im Zug
geht Ihnen eine Szene gewaltig auf den Wecker: Eine Mutter mit vier kleinen
Kindern fährt mit Ihnen im Abteil. Die Kinder sind zwei bis schätzungsweise
sechs Jahre alt. Die Mutter trägt ein Kopftuch. Die Kinder quängeln und
nörgeln, die Mutter bleibt still und sagt nichts, ja, sie scheint das müde Ge-
quängel ihrer Kinder nicht wahrzunehmen. Ihr Stresspegel steigt. Vor Ihnen
liegt ein Arbeitstag in der städtischen Klinik, wo Sie als Stationsleiter(in) der
Intensivstation angestellt sind. Sie betrachten die Mutter mit einem ärger-
lichen Stirnrunzeln und denken: »Typisch! Eine völlig überlastete Ausländerin,
die ihre Kinder nicht im Griff hat! Mein Tag fängt ja gut an!«

Als Sie eine Stunde später in Ihre Station kommen stehen 20 Personen laut
gestikulierend am Empfangstresen, einige Frauen weinen. Die Leute sprechen
anscheinend alle kein Deutsch und sie sind sehr aufgeregt. Ihre Kollegin am
Empfang ist völlig überfordert und wedelt hektisch herum und ruft immer
wieder: »Sie müssen gehen, ich kann nicht alle aufnehmen!« Trotzdem bewegt sich keiner – es scheint niemand zu verstehen, was gesagt wurde. Ihre
Kollegin schnauzt Sie mit rotem Kopf an: »Endlich! Ich kann nicht mehr, mach
Du weiter! Ausgerechnet heute ist Selma nicht da, die hätte das sonst hin-
gekriegt!« und flüchtet von Ihrem Arbeitsplatz.

»Prima!«, denken Sie voller Zorn, »die Woche fängt ja toll an!« Genervt setzen
Sie sich hinter den Tresen und merken, dass auch Sie völlig überfordert sind
von dem Ansturm der Leute. Ihnen fällt auf, dass Sie eigentlich bis jetzt noch
nicht wissen, was überhaupt los ist und wer hier eigentlich Hilfe benötigt.
Auch Sie merken schnell, wie unangenehm Sie von der Situation überfordert

▼

sind und werden innerlich ärgerlich auf Selma, die man sonst immer in solchen und ähnlichen Situationen rufen kann, da sie ja selber einen Migrationshintergrund hat und alle im Team immer davon ausgehen, dass »Selma das schon deichseln wird«. Allerdings hat es noch nie eine Überprüfung der Situationen im Team gegeben, da Selma sich sehr von den Kollegen absondert und das Gespräch mit ihr als schwierig gilt. Sie gilt als sehr einsilbig und sagt zu allem: »Ja, ja«.

Sie donnern in die Runde: »Ruhe jetzt! Ich muss erst einmal wissen, was hier überhaupt los ist!« Die Leute schauen Sie erschreckt bis wütend an, aber immerhin sind sie für einen Moment ruhig. Nachdem Sie sich jeden Menschen angesehen haben, fällt Ihnen der Patient nach mehreren Minuten des Suchens ins Auge: ein kleines Kind, das völlig ermattet in den Armen seiner Mutter liegt. Da aber alle anderen Familienmitglieder versucht haben, sich verständlich zu machen, ist der kleine Patient bis jetzt noch niemandem als hilfsbedürftig aufgefallen. Alle Familienmitglieder hatten sich vor die Mutter mit dem Kind gestellt und es war so für Sie bis jetzt nicht zu erkennen, wer hier Hilfe benötigt.

Was geht jetzt in Ihnen vor? Haben Sie solche Situationen schon erlebt? Und wie verhalten sich möglicherweise Ihre Teamkollegen in einer solchen Situation?

Blickwechsel

Die Situation im Zug ist für Sie interessant: Sie haben kürzlich erfahren, dass Mütter aus Südosteuropa und Kleinasien eine ganz anderen Erziehungsstil haben. Ihnen ist nun klar, warum die Kinder bis zu einem gewissen Alter alle Freiheiten genießen dürfen, danach aber sehr streng erzogen werden und klare Rollen zugewiesen bekommen. Sie lächeln die Frau an und diese lächelt nach einem kurzen Zögern zurück. Dann fragt sie Sie: »Hast Du auch Kinder?« Die noch verbleibende halbe Stunde im Zug vergeht wie im Flug, denn Sie unterhalten sich mit der Frau, die Ihnen viel erzählt, was Sie nie vermutet hätten: Sie ist Erzieherin an einer KiTa, die Kinder, die sie bei sich hat, sind Ihre Kinder, aber sie bringt sie zu der Großmutter, die in einem anderen Stadtteil wohnt und ist auf dem Weg zur Arbeit. Sie fragen die Frau, warum die Kinder so frei erzogen werden und die Frau antwortet Ihnen: »Kinder muss man immer lieben, sind ein Geschenk Gottes, das darf man nie vergessen!«

Als die Zugfahrt vorbei ist, haben Sie viele persönliche Einblicke in das Leben der Frau, die mit Ihnen im Zug reiste, bekommen und Sie freuen sich, dass Sie mit ihr in Kontakt kamen. Beschwingt betreten Sie die Klinik und fahren in Ihre Abteilung:

Als Sie die Situation am Tresen kurz beobachten, fangen Sie an, die Situation zu analysieren. Nach einem kurzen ersten Blick auf das Kind erscheint Ihnen die Situation nicht so gefährlich: Das Kind scheint einen Fieberkrampf zu

▼

haben. Ihre Kollegin ist überlastet und kann nicht adäquat in der Situation reagieren. Sie gehen direkt auf die Mutter des Kindes zu, stellen sich als Stationsleiterin vor, lächeln die Frau beruhigend an und streichen dem Kind über den Kopf.

Dann sagen Sie die fast magischen Worte: »Na das ist ja gar nicht so schlimm. Ihr Kleines leidet unter einem Fieberkrampf, da können wir sehr schnell helfen. Ich rufe den Kinderarzt, der kann die Medikamente sofort geben. Setzen Sie sich doch kurz in den Warteraum.« Alle Familienmitglieder, die eben noch lautstark geschimpft und geweint haben, sind mucksmäuschenstill geworden und haben die Szene beobachtet. Nun gehen alle ganz still mit der Mutter in den Warteraum und setzen sich dort hin, um den behandelnden Arzt zu erwarten.

Ihre Kollegin, die eben noch so aufgebracht war, kommt zurück und kann nicht fassen, wie souverän und kompetent Sie die eben noch unlösbare Situation entschärft haben.

Die Frage, die sich nun stellt, ist: Was ist Ihr Geheimnis gewesen? Das Geheimnis Ihres souveränen Verhaltens ist: Sie haben sich nicht aus Unsicherheit in eine ärgerliche Grundstimmung bringen lassen und Sie haben wertvolle Erkenntnisse aus dem kultursensiblen Pflegeansatz in Ihr Verhalten eingebaut. Die »Belohnung« für diese Herangehensweise liegt in dem positiven Erleben von entstressten Situationen, in einer Erhöhung der Lebensqualität am Arbeitsplatz und »last but not least« in der Erweiterung Ihres kulturellen Erlebenshorizonts.

Dieses Buch möchte ein praxistauglicher Leitfaden für Situationen im beruflichen Alltag des Gesundheitswesens sein. Es darf dabei als Praxisleitfaden verstanden werden, der anhand kleiner Beispielgeschichten zeigt, wo der Fokus der interkulturellen Kompetenz jeweils anzusetzen ist.

Ein großer Schwerpunkt wird dem Thema »Kommunikation« im Team und in der Begegnung zwischen Pflegendem und Patienten beigemessen, da sich hier die interkulturellen Kompetenzen am ehesten anwenden lassen und auch täglich aufs Neue unter Beweis gestellt werden müssen. Dieses Buch richtet sich somit an alle im medizinischen Bereich tätigen Berufsgruppen, von der stationären Jugendhilfe über Pflegende oder Ärzte bis hin zu Personalentwickler im Gesundheitswesen.

1.1   Kultur und interkulturelle Kompetenz

In allen Berufen rund um das Gesundheitswesen von der Familienhebamme, über Rettungssanitäter und Gesundheitspfleger, von Ärzten über Seniorenpfleger bis hin zu den angelehnten Bereichen der Jugendhilfe werden heutzutage immer anspruchsvollere und herausfordernde Kompetenzen gefordert. Die Teams werden immer internationaler, was neue Anforderungen an die Zusammenarbeit stellt und die Patienten bzw. Klientengruppen kommen aus den unterschiedlichsten Kulturen und bringen ganz neue Lebenshintergründe mit. Die psychosoziale Beratung und Begleitung der verschiedenen Patientengruppen wird daher immer vielschichtiger, der Kontaktaufbau um die Zusammenarbeit im Team, mit Patienten und deren Familien wird immer wichtiger. Nur bei Patienten, die richtig eingeschätzt und verstanden werden, kann eine effektive Vermittlung und Behandlung erfolgen. Nur wer um die Stolpersteine der interkulturellen Kommunikation weiß, kann ein multinationales Team kompetent führen und so weiterhin einen effizienten Arbeitsablauf garantieren.

1.1.1   Interkulturelle Kompetenz – Was ist das eigentlich?

Wenn wir uns mit dem Thema interkulturelle Kommunikation im Arbeitsalltag des Gesundheitswesens beschäftigen, dann wird schnell klar, dass hier viele unbekannte Anteile auf uns wirken. Wir können eine andere Kultur ganz in der Theorie begreifen, in der Praxis aber wird es noch viel schwerer, da wir es immer mit individuellen Schicksalen zu tun haben. Jede menschliche Begegnung ist einzigartig, im Umfeld der Gesundheitspflege kommt zu der Einzigartigkeit der Begegnung noch ein ganzes Arsenal an unbewussten Sichtmechanismen dazu. Egal, wie sehr wir versuchen der Falle der Stereotypisierung zu entkommen, schaffen wir dies nur bedingt. Hier kommt der Begriff der interkulturellen Kompetenz ins Spiel. Aber was ist das eigentlich, was ist gemeint mit dieser vielzitierten interkulturellen Kompetenz?

■ **Eine Untersuchung**

Folgendes wollte man wissen: »Wann wirkt ein Mensch interkulturell kompetent?«. Hierzu wurden über 100 Parameter aufgelistet!

Ziel war es herauszufinden, woran es liegt, dass der eine Mensch mit Migrationshintergrund akzeptiert wird und der andere nicht:

— Ist es die Position?

— Ist es Auslanderfahrung?

— Ist es der Bildungshintergrund?

— Ist es vielleicht sogar die persönliche Ausstrahlung,

— das Geschlecht,

— die Außenwirkung….?

Man hat empirische Untersuchungen mit Kontrollgruppen durchgeführt, in denen gemessen wurde, welche Menschen im interkulturellen Kontext als vertrauenswürdig wahrgenommen werden und welche nicht.

Und man fand heraus: Es sind in erster Linie vier einsame Parameter, die den großen Unterschied machen! Wenn man diese Parameter kennt und anwendet, kann man sicher sein, dass auch Menschen aus anderen Kulturen Vertrauen fassen können. ….Was denken Sie, welche Parameter das sind?

Es sind:

1. Empathie, die Fähigkeit, sich in andere hineinzuversetzen,
2. Geduld, die Fähigkeit zuzuhören,
3. Flexibilität im Denken und
4. Kompromissbereitschaft.

❯ So gesehen, trifft die Beschreibung von interkultureller Kompetenz das an sich vorherrschende Kompetenzprofil von Pflegenden. Aber was glauben Sie? …. Ist interkulturelle Vielfalt als Aufgabe so einfach – und wenn ja, warum beherrschen wir sie dann nicht alle?

Ich möchte aus meiner täglichen Erfahrung als Dozentin und Trainerin für Interkulturelle Kommunikation sagen: »Ja – und nein!« Es ist so einfach … und doch so kompliziert…..

■ **Wissen und innere Einstellung**

Mit großer Sicherheit sind es auch die eben erwähnten Haltungen, die in der Außenwirkung beruhigend und vertrauenerweckend wirken, aber genauso sicher ist es, dass die interkulturelle Kompetenz nicht auf diese Parameter reduziert werden kann.

Oder anders ausgedrückt: wir alle wissen, dass theoretisches Hintergrundwissen wichtig ist, aber wir können nicht davon ausgehen, dass dieses Hintergrundwissen – wenn es denn überhaupt vorhanden ist – auch emotional umgesetzt wird.

Daher kann ich sagen, dass es Menschen gibt, da genügen nur wenige Impulse, damit ihnen ein kultursensibles Empfinden, die Basis für ein positives Erleben von Vielfalt, gelingt. Bei anderen Menschen muss die Basis der Schlüsselqualifikationen erst einmal zum Vorschein gebracht werden.

- **Kultursensibel**

Die interkulturelle Arbeit ist Arbeit an und mit Werten und Wertvorstellungen, die kultursensible Betreuung und Pflege kann ohne interkulturelle Kompetenz nicht gelingen. Im Vordergrund der kultursensiblen Betreuung sollten die folgenden Fragen als Leitfaden stehen:

- Welche Einstellungen, welche Haltungen, welche Grundwerte prägen mein »Ich« – und welche prägen die Identität des anderen?
- Wo gibt es Gemeinsames, wo ist Trennendes zu überwinden?

In Deutschland leben viele Menschen, die in mehr als einer Kultur verwurzelt sind, die geteilte und verdoppelte Identitäten leben.

Gerade das eingangs erwähnte Fallbeispiel zeigt eine Anzahl an »typischen« Gedanken bei der Beobachtung einer Szene, die wir schon oft gesehen haben und für die wir nie eine wirkliche Erklärung hatten. Warum haben wir diese Erklärung nicht? Weil unsere Gedankenmechanismen anders erlernt wurden und weil unser Verhalten sich kulturell von dem geschilderten sehr unterscheidet.

Was bedeutet ein kultursensibles Verhalten in der Pflege? Vielleicht haben Sie verschiedene Definitionen und Begriffe schon gehört, die ich hier nur noch einmal kurz zum Verständnis erläutern möchte.

1.1.2 Wichtige Begriffe und Ihre Bedeutung

- **Kultursensible Pflege**

Die wohl einfachste Definition können wir aus den Worten Kultur (Lebenswelt von Menschen) und sensibel (feinfühlig auf der Verständnis- und Gefühlsebene) selber ableiten. Dementsprechend bedeutet **kultursensible Pflege** die Pflege von Menschen, die einem anderen Kulturkreis angehören als der Pflegende unter Berücksichtigung der kulturellen Unterschiede, die zwischen den beiden Gruppen bestehen.

- **Transkulturelle Pflege**

Diese Begrifflichkeit geht maßgeblich auf eine wichtige Pionierin in der kultursensiblen Pflege, der amerikanischen Professorin für Krankenpflege und Anthropologie Madeleine Leininger zurück. Sie erschuf ein Modell zur Pflege, die die Pflege als eine humanistische Kunst und Wissenschaft begreift. Im Mittelpunkt steht das persönliche Pflegeverhalten, das von Verständnis und Empathie geprägt sein sollte und das kulturelle Unterschiede berücksichtigt. Einen weiteren Fokus richtet sie auf die Förderung und Erhaltung der Gesundheit des Patienten unter Berücksichtigung von physischen, psychokulturellen und sozialen Faktoren. Pflege (nursing) ist nach Leininger das dominante, spezifische und vereinheitlichende Merkmal der Krankenpflege.

Aus diesen Grunddefinitionen leitet Leininger eine weitere Definition ab, nämlich die der kulturspezifischen Fürsorge, die sich auf bekannte Werte des Patienten bezieht. Professionelle Pflegende sind nach Leininger Menschen, die einen humanistisch ausgerichteten und wissenschaftlich fundierten Pflegeberuf ausüben, dessen Kern die Fürsorge ist. Diese pflegerische Fürsorge sollte den Bedürfnissen der Patienten individuell entsprechen und dazu führen, gesunde Lebensbedingungen zu erhalten, schädliche Lebensweisen zu verbessern und mit Krankheit, Behinderung oder dem Sterben besser umgehen zu können (Leininger 1998).

Diese auf den Patienten individuell abgestimmte Fürsorge bezeichnet Leininger als eine grundlegende humanistische Pflicht, die den Patienten in den Mittelpunkt stellt und sich ausschließlich an seinen Bedürfnissen orientiert und seine kulturellen, religiösen und sozialen Hintergründe in die Pflege mit einbezieht.

- **Interkulturelle Kommunikation**

Eine knappe und eingängige Definition von interkultureller Kommunikation bietet der Kulturwissenschaftler Gerhard Maletzke, der die Begriffe folgendermaßen definiert: Als interkulturell werden all jene Beziehungen unter Menschen verstanden, in denen die Beteiligten nicht nur und ausschließlich auf ihre eigenen Werte, Ein-

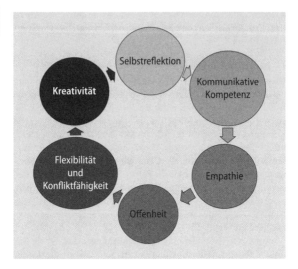

■ **Abb. 1.1** Interkulturelle Kompetenz

stellungen und Verhaltensformen zurückgreifen, sondern in denen auch andere Werte, Einstellungen und Verhaltensformen erfahren werden. Dabei werden diese als »fremd« erlebt und/oder definiert.

■ **Interkulturelle Kompetenz**

Die Fähigkeit, mit kultureller Fremdheit empathisch und kompetent umzugehen und mit Menschen aus einer fremden Kultur erfolgreich zu kommunizieren und zu interagieren, wird interkulturelle Kompetenz genannt.

1.1.3 Kommunikation ist nicht so einfach

Der Kontakt zu Migrantenpatienten ist für Mediziner und Pflegepersonal nicht immer einfach herzustellen. Auch die Zusammenarbeit mit Kollegen, die aus einem anderen Kulturkreis stammen, kann sich zunächst schwierig gestalten. Insgesamt zeigt die breite Basis der Kommunikation kulturelle Faktoren auf, die das Kommunikationsverhalten der betreffenden Menschen erschweren können. Was Patienten angeht, kann es schon beim Eintrittsgespräch zu Schwierigkeiten kommen. Wenn der Patient ohne die Begleitung der Kinder (welche die deutsche Sprache oft beherrschen) oder einer anderen deutschsprechenden Person in die Klinik eintreten, und sie selbst kein oder nur ein sehr dürftiges Deutsch sprechen, so sind Verständigungsprobleme vorprogrammiert. In solchen Fällen empfiehlt es sich, professionelle Verständigungshilfen (Dolmetscher oder sogenannte »BrückenbauerInnen«, speziell ausgebildete ÜbersetzerInnen für alle sozialen Dienste, die in Städten und Kommunen eingesetzt werden können) zu organisieren. Wenn es sich um kulturelle Unterschiede mit Kollegen aus einer anderen Kultur handelt, so kann dies die Zusammenarbeit erschweren und es können sich schwelende Konflikte aufbauen, die oft nicht einfach wieder zu lösen sind.

❯ **Interkulturelle Verständigungsprobleme haben die negative Begleiterscheinung, dass sich Stereotype und Vorurteile auf den ursprünglichen Vorfall aufbauen und dann im Verborgenen für eine innere Eskalation des Ursprungsproblems sorgen. Frei nach dem Motto aus dem bekannten Comic Asterix und Obelix zur Stereotypisierung von kulturellen Unterschieden, fühlen auch wir dann: »sie spinnen, die Römer…«.**

- **Bedenken und Angst vor dem Unbekannten**

Allgemein ist eine gelungene Kommunikation für die sich entwickelnde Beziehung zweier Menschen von großer Bedeutung. Viele fremdländische Patienten treten den Ärzten, Pflegenden und anderen betreuenden Personen von Anfang an eher kritisch gegenüber. Sie haben, wie viele deutsche Patienten auch, eine gewisse Angst vor allem, was ihnen im Verlauf eines Behandlungs- und Pflegeprozesses, der oft als verunsichernd empfunden wird, widerfährt. Migrantenpatienten haben zusätzlich zu den typischen Bedenken um Bedürftigkeit und Pflege auch noch andere Bedenken, wenn sie in die Klinik müssen. Sie hoffen, dass man ihre Religion, ihren Glauben, ihre Kleidung und ihre Gewohnheiten akzeptiert und dass für sie passende und nicht etwa religiös verbotene Mahlzeiten zur Verfügung stehen. Dies trifft zwar insbesondere für muslimische Patienten zu, aber auch für andere Patientengruppen, die einen anderen Zugang zu dem Gesundheitswesen gewohnt sind.

- **Zeit und Geduld sind hilfreiche Helfer**

Man braucht im interkulturellen Begegnungsfeld z. T. sehr viel Zeit und Geduld, bis man eine persönliche Beziehung zu bestimmten Patienten hergestellt hat. Doch es lohnt sich, sich diese Zeit zu nehmen, geduldig zu sein und durch Empathie eine harmonische Beziehung aufzubauen, durch die erst eine gute Basis für das Zusammenarbeiten von Pflege und Patientin ermöglicht wird. Die Pflegebedürftigen aus anderen Herkunftskulturen sind Menschen mit einem anderen Glauben, einer anderen Tradition und anderen gesellschaftlichen Strukturen. Nicht mehr und nicht weniger.

- **Problembereiche im Patientenumgang**

Die möglichen Problembereiche im Umgang mit fremdkulturellen Patienten lassen sich grob in die folgenden Gebiete aufteilen:

- Kommunikation bzw. Verständigung,
- Religionsausübung,
- Familienhierarchie,
- Kleidervorschriften und Intimsphäre,
- Mahlzeitenvorschriften,
- Besucheranzahl und Besucherzeiten,
- Glaubensvorschriften,
- Rollenverteilung am Krankenbett.

1.1.4 Kultursensibles Handeln in der Praxis – wie sieht das aus?

Um sich nun Schritt für Schritt dem Thema anzunähern, ist eine grundsätzliche Betrachtung nötig. Das Gesundheitswesen bietet heute fortwährend Überschneidungssituationen zwischen Patient, Arzt, dem Pflegepersonal, dem medizinisch-fachlichen Personal und der Verwaltung. Im hektischen Berufsalltag erscheint es als eine zusätzliche Belastung, sich mit dem Thema »fremde Kulturen« zu beschäftigen. Worauf genau soll sich auch vorbereitet werden, auf welche Gruppe von Migranten oder Mitarbeitern? Was macht Sinn in einer Situation wo ein indischer Arzt die Röntgenbilder ausliest, einer kroatischen OP-Schwester die nächsten Schritte erklärt, der Patient aus Moldawien stammt und der Rest des Teams aus einem Italiener, einer Türkin, einer Chinesin und einer afrikanischen Lernschwester besteht?

Die drei Themen »Kultur – Gesundheit – Krankheit« sind ein universelles Phänomen, werden aber sehr unterschiedlich gehandhabt und erlebt. Alle Menschen leben in einer spezifischen Kultur, haben eine Herkunftskultur und entwickeln diese weiter. Kultur ist kein statisches Gebilde, Kultur ist äußerst dynamisch, sonst wären Veränderung und Fortschritt in einer Gesellschaft nicht möglich.

Kultur ist, wie der bekannte Kulturwissenschaftler Geert Hofstede das Phänomen definiert, eine kulturelle Programmierung des Geistes. Dies mag sich nun im ersten Moment etwas technisch und als fest »zementiert« darstellen. Das ist das Phänomen Kultur aber absolut nicht. Erstens ist Kultur immer einem steten Wandel unterworfen, der wiederum vielen Einflussfaktoren unterliegt und zweitens ist Kultur auch individuell ein sehr unterschiedlich erlebtes Phänomen. Man kann kulturelle Faktoren nicht auf jeden einzelnen Menschen wie eine unabdingbare mathematische Formel anwenden. Das würde den Menschen an sich in seiner einzigartigen Lebensgeschichte und Prägung nicht mehr ernst nehmen. Und Kultur nicht in ihrem Wandel zu akzeptieren, sondern sie statisch festschreiben zu wollen, wäre genauso wenig sinnreich. Wenn sich Kulturen nicht bewegen und ändern würden, dann gäbe es keinerlei Entwicklung und Innovation weltweit. Dennoch wird Kultur bei einer oberflächlichen Betrachtung recht statisch gesehen und dies zeigt sich sogar in interkulturellen Kompetenztrainings wie sie derzeit oft angeboten werden. In diesen Trainings werden Kulturen festgeschrieben und die Prozesshaftigkeit von Kultur wird nicht mehr gesehen oder berücksichtigt.

Die Frankfurter Professorin Ina Maria Greverus hat in ihren Vorlesungen zur Kulturanthropologie einen Satz geprägt, der sich mir tief eingeprägt hat:

» Kultur ist alles, was Dich zum Fremden macht, wenn Du von zu Hause fort bist.

Mit dieser Umschreibung wird meiner Meinung nach voll ins Schwarze getroffen, denn erstens ist Kultur ein universell prägendes Element im Leben eines jeden Menschen und zweitens beschreibt diese Definition ein weiteres Phänomen: die Wertung, die wir unbewusst dem Verhalten von Menschen zuordnen und unsere unbewusste und emotionale Kategorisierung von »Bekanntem« und »Unbekanntem« oder »Fremdem«.

1.1.5 Die Kulturzwiebel

Eine Kultur wird in den Verhaltensweisen der Menschen, die zu jener Kultur gehören beobachtbar. Sitten, soziale Institutionen, Werte und Normen aber auch Symbole, Kunst und Architektur spiegeln eine Kultur und die Prioritäten, die in ihr gesetzt werden, wider. Das Modell der Kulturzwiebel zeigt, dass die wichtigsten Elemente einer Kultur ganz innen liegen und für Kulturfremde nicht erreichbar sind (▶ http://www.pentaeder.de/projekte/2009/09/21/die-kulturzwiebel/). Im Inneren der Zwiebel liegt der größte und wichtigste Teil einer Kultur, die Annahmen, Verhalten und Werte, die in einer Kultur für ihre Mitglieder wichtig sind. Es zeigt sich in diesem Modell, dass die sichtbare Ebene von Kultur nicht die bedeutendste sein muss, sondern es sind die Merkmale einer Kultur, die unterhalb der Oberfläche liegen und damit auch nur für Kulturmitglieder sichtbar und nachvollziehbar. Eine weitere schönere Analogie in dem Zwiebelmodell ist es, dass man dieses Innere einer Kultur erst dann erfahren kann als Kulturfremder, wenn man durch einen langen Prozess des Abschälens der darüber liegenden Schichten geht und einem dabei durchaus die Augen tränen können. Je tiefer wir zum Zentrum vordringen, desto stärker können die Effekte auf uns sein (▶ Abschn. 6.2).

Die Kulturzwiebel geht auf den niederländischen Kulturwissenschaftler Geert Hofstede zurück und ist in den Kulturwissenschaften weit verbreitet wegen ihrer Eingängigkeit. Die einzelnen Schichten bedeuten im Einzelnen: »Symbole«, »Helden«, »Rituale«, »Normen« sowie »Grundannahmen«.

■ **Symbole einer Kultur**

Zu den **Symbolen** einer Kultur zählen z. B. Fahnen, Kleidung oder einzelne Merkmale einer Kleidung, wie etwa das Kopftuch türkischer Frauen, das als symbolhafter Ausdruck einer kulturellen und religiösen Zugehörigkeit getragen wird.

Der Begriff der **Helden** ist tief mit der jeweiligen Kultur verwurzelt und lässt tiefer in die Kultur blicken. In den USA ist zum Beispiel ein Held, wer den »American dream« erfolgreich verkörpert und der den »selfmade man« perfekt repräsentiert. Heute zählt zu diesen Helden Bill Gates, auch wenn nicht überall Begeisterung über die Microsoft Produkte herrscht. Dennoch wird ein erstes interkulturelles Konfliktpotenzial sichtbar, wenn man in einem internationalen

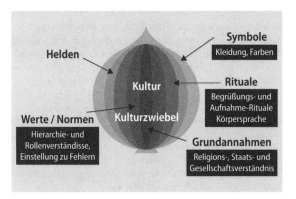

Abb. 1.2 Kulturzwiebel. Wie bei einer Zwiebel ist auch bei einer Kultur der Kern geschützt durch viele außen liegende Schichten. Man kann bei der Betrachtung von Kultur sogar noch ein wenig weiter gehen: Um an den Kern, das innere einer Kultur zu gelangen muss man viele Schichten, die in den Augen brennen vorsichtig lösen. Erst dann nach langer Zeit erreicht man den Kern, das Innere der Kultur und versteht das Verhalten und die Werte der Menschen besser

Team »Microsoft-Witze« erzählt. Sind dann Amerikaner anwesend, werden sie mit Ablehnung oder Reserviertheit auf solche Witze reagieren.

Hinter den **Ritualen** verbergen sich Körpersprache, Begrüßungsmuster, Höflichkeitsformen, Gebete, Essensgewohnheiten, Zeiteinteilungen und alle Handlungen, die ohne nachzudenken ausgeübt werden, wenn sich Menschen aus einer Kultur treffen.

Für die Arbeit im Gesundheitswesen kommen auf den nächsten Ebenen des Zwiebelmodells weitere verunsichernde Faktoren hinzu. Hinter den **Normen** und Werten, die ein Mensch hat, steckt u. a. sein kulturell erlerntes Verständnis von Führung, Hierarchie, Geschlechterrollen oder die Einstellung zum Umgang mit Zeit oder auch persönlichen Fehlern. Der offene Umgang mit Fehlern ist für niemanden leicht, in manchen Kulturen ist er jedoch fast unmöglich. Hinter dem »Verschweigen« oder »Vertuschen« eines Fehlers steckt oft eine tief sitzende Angst vor Gesichts- und Ehrverlust (► Abschn. 5.3). Entsprechend groß ist die Gefahr, dass das »Verschweigen« oder Ausweichen von Kulturfremden fälschlicherweise als Verweigerung interpretiert wird. Wenn z. B. ein Patient aus einer anderen Kultur sich aus sprachlichen Verständigungsschwierigkeiten nicht an die Anweisungen des Pflegenden gehalten hat und dies kommt heraus, kann er ausweichen, verschweigen oder einfach nicht die Wahrheit sagen, um einem Aufdecken des Fehlers zu entgehen. Dies kann verständlicherweise zu fatalen Folgen führen.

Unter den **Grundannahmen** versteht man grundlegende Konzepte des Zusammenlebens. Das Grundverständnis dessen was Zusammenarbeit ausmacht, was ein Team ist und wie man sich in einem Team zu verhalten hat hängt von diesen Grundannahmen ab. Dies kann im multikulturellen Team von Bedeutung sein, wenn man sich vorstellt, dass die Zusammenarbeit im Team an unterschiedliche Erwartungen und Verhalten geknüpft ist. Das Zusammenspiel dieser fünf Faktoren macht eine Kultur aus.

> ❯❯ Es ist ein zentrales Bedürfnis des Menschen sich in seiner Welt orientieren zu können. Kultur bedeutet daher ein sicheres Orientierungssystem für alle Mitglieder einer speziellen Gruppe. Es wird erlernt, überliefert und weitergegeben. Die erlernten kulturellen Prägungen und Codes beeinflussen das bewusste und das unbewusst gesteuerte Verhalten des Einzelnen.

Für Außenstehende sind die Werte am schwersten zugänglich, aber sie bilden die beständigsten Elemente von Kulturen. Kommt der Faktor »Angst« hinzu – etwa bei der Angst vor Überfremdung oder Unsicherheit beim direkten Kontakt mit einer neuen Kultur, verzerren sich die Wertvorstellungen in beide Richtungen und bilden die Grundlage für Vorurteile und massive Missverständnisse.

Treffen zwei Kulturen aufeinander, dann sind es die Grundüberzeugungen, die Werte und die Normen, die bei zwei unterschiedlichen Kulturen aufeinanderprallen und nicht zwingend die sichtbaren Verhaltensweisen. Kulturen unterliegen einem gewissen Wandel und sind somit, wie schon gesagt, nicht statisch. Daher ist es auch schwierig allgemeingültige Aussagen über eine bestimmte Kultur zu treffen. Die Erläuterungen und Untersuchungen von kulturellen Dimensionen oder Kulturstandards dienen als Hintergrund zu einem besseren Verstehen von menschlichem Handeln. Es wird schnell klar: So bunt und unterschiedlich wie jede andere Kultur auch, so unterschiedlich sind auch die Länder, die eine bestimmte Kultur verbindet. Das heißt: Wir können im Großen und Groben durchaus Aussagen treffen, aber allgemeingültig für jeden einzelnen Menschen, mit dem wir es zu tun haben, können diese niemals werden! Dazu sind die einzelnen Menschen viel zu unterschiedlich.

Die Basis von Kultur ist immer der Mensch und mit der Vielfältigkeit von Menschen und ihren individuellen Ansichten und Verhalten wird Innovation und Entwicklung in jeder Kultur überhaupt erst möglich.

1.2 Die Basis von Kultur: Werte und Normen

Normen haben mit den wirklich wichtigen Dingen des Lebens zu tun, mit den Einstellungen, mit den Erziehungsformen, mit den Traditionen kurz mit allem was in einer bestimmten kulturellen Gruppe als ungeschriebenes Gesetz gilt. Das Verhalten eines jeden Menschen wird nach diesen Normen, die wir erlernt haben, eingeordnet und als richtig oder falsch bewertet. Die Aufnahme Kultur Deutschland ist eine Planungskultur d. h. es soll ein möglichst hoher Sicherheitsstandard erreicht werden, Fehler sollen ausgeschlossen werden, es soll möglichst alles planbar sein. Das typisch deutsche Wort »Planungssicherheit« drückt sehr schön aus welchen Stellenwert die deutsche Kultur der Planung und der Sicherheit beimisst.

Wenn wir nun Menschen begegnen, denen die Planung völlig unwichtig oder sogar fremd ist und bei denen Planung generell eine sehr untergeordnete Rolle spielt, entsteht in der Gefühlswelt auf beiden Seiten Verunsicherung. Man weiß nicht mehr, wie man mit dem anderen umgehen soll, wenn man nicht an die bekannten Werte von Planung und Sicherheit anknüpfen kann. Und umgekehrt der andere weiß nicht, warum diese Planung so wichtig sein soll, wenn es doch in seinen Augen um ganz andere Werte oder Prioritäten geht.

Werte und Normen finden sich auf vielen Niveaus in vielen kulturellen Schichten aber auch innerhalb einer Kultur haben wir z. T. sehr unterschiedliche kulturelle Werte, die für ihre Mitglieder verpflichtend sind. Jede Kultur beherbergt in ihrem Gefüge auch Subkulturen und verschiedene kulturelle Gruppen.

Im deutschen Gesundheitssystem ist z. B. ein sehr hoher Hygienestandard üblich d. h. die Patienten werden von den Pflegenden täglich gewaschen. Wenn ein Patient sich damit nicht einverstanden erklärt z. B. weil er eine sehr hohe Schamgrenze hat, oder einfach nicht berührt werden möchte von jemanden der nicht zu seiner Kultur gehört (einem gegengeschlechtlichen oder andersgläubigen Gesundheitspfleger), dann entsteht ein Konflikt zwischen der deutschen Norm- und Wertegebung, den Hygienevorschriften und den Werten und Normen aus der anderen Kultur.

Werte werden sehr früh erlernt und an erzogen und werden fortan fest in dem Leben verankert und nicht mehr hinterfragt. Die Gedanken und Gefühle der Menschen basieren immer auf dem was sie von Kindheit an erlernt haben. Das in der Kindheit Erlernte bestimmt die Werte und damit immer das Denken und Handeln des einzelnen und auch die Einschätzung von richtigem und falschem Verhalten von anderen. Interessanterweise ist die Zeit der primären Werte-Erziehung sehr früh angelegt und man kann davon ausgehen, dass sie bis zum siebten Lebensjahr nahezu abgeschlossen ist. Wir erlernen folglich sehr früh z. T. durch Beobachtung, z. T. durch Nachahmung was in unserer Kultur wichtig ist. Problematisch ist in diesem Zusammenhang nur, dass mit diesen Werten auch die Gefühle verbunden werden, bevor das Erlernte reflektiert werden kann.

Die entscheidende Frage, die sich bei Veränderung von Werten und Normen in allen Kulturen ergibt ist die: schreibt die Kultur die Werte und Normen fest oder ist es der Veränderungsprozess, der von der Gesellschaft ausgeht, der auf die Kultur wirkt, wenn sich Werte und Normen in einer Kultur ändern.

Kulturwissenschaftler, die versuchen das Phänomen Kultur zu entschlüsseln, benennen die Werte und Normen als die wichtigsten Faktoren für die Existenz einer menschlichen Gruppe. Jeder einzelne Mensch ist durch die Werte und Normen mit seiner kulturellen Gruppe verbunden. Normen und Werte werden grundsätzlich durch die Mitglieder der Kultur oder auch durch Fremde, denen diese Normen fremd vorkommen, gewertet. Solche Wertungen umfassen die Bereiche der Vorstellungen über richtig und falsch, gut und böse, schön und hässlich, wahr oder unwahr und wichtig oder unwichtig. Diese Normen werden in der frühsten Kindheit erlernt und angenommen. Vereinfacht: wir haben unsere Kultur bis zu einem Alter von sieben Jahren so erlernt, dass wir die oben genannten Wertungen vornehmen können und uns sicher in unserer Kultur bewegen können. Wir wissen, wie sich unsere Eltern verhalten, wie sich unsere Geschwister zu verhalten haben und wir kennen ganz genau unsere Aufgabenbereiche. Dementsprechend ist die kulturelle Prägung sehr früh und auch sehr emotional angelegt, da der Mensch in diesem Alter die Inhalte des Gelernten primär emotional verankert und verarbeitet.

Wenn man z. B. in der Türkei mit nackten Armen in eine Moschee gehen wollte, übertritt man eine Norm und wird dementsprechend auch auf das Fehlverhalten hingewiesen. Normen sind niemals starr, sie sind auch veränderungsfähig, d. h. mit der Zeit ändern sich Normen angepasst an die Bedingungen der Gesellschaft. Wenn dies nicht so wäre wären wir immer noch von den Normen und Werten geprägt, die vor 50, 100 oder 200 Jahren ihre Gültigkeit hatten. Normen sind sowohl durch die Zeit, in der man sie erlernt hat, als auch vom Umfeld, in welchem man sie erlernt hat, abhängig. Dies gilt für alle Kulturen weltweit.

Die Werte und Normen sind für Kulturfremde nicht auf den ersten Blick ersichtlich (▶ Abschn. 1.1.5). Damit stellen sie eine besondere Herausforderung bei der Beschreibung und auch bei der Differenzierung von Kultur dar. Kulturen haben immer sichtbare Ausprägungen und Regeln wie z. B. Bekleidungsvorschriften oder Begrüßungsformen die auch Kulturfremde schnell wahrnehmen können. Allzu schnell werden diese jedoch auch gedeutet und gemäß der eigenen kulturellen Prägung bewertet. Hier kommt es häufig zu Klischees und Stereotypen, da man als Kulturfremder zunächst einmal nicht wirklich versteht, warum das ein oder andere Verhalten oder Erscheinungsbild für die Mitglieder der anderen Kultur wichtig ist. Noch schwieriger ist es natürlich, die Verhaltensweisen und Werte zu entschlüsseln, die nicht sichtbar sind, die aber die Basis der Kultur darstellen.

Die für den Kulturfremden unsichtbaren Werte und Normen einer anderen Kultur bewirken oft schwer verständliche Verhaltensweisen, die er nicht mehr verstehen kann. Doch genau diese Werte und Normen diese verborgenen Wertvorstellungen und Motive im Verhalten sind für die interkulturelle Kontaktsituation im Gesundheitswesen von zentraler Bedeutung.

Es stellt sich folgende Frage: Wo sind Unterschiede und wo sind Gemeinsamkeiten in den kulturellen Werten und Normen auszumachen?

❯ Kulturen unterscheiden sich nach unterschiedlichen Wertedimensionen. Diese Wertedimensionen sind von Kulturwissenschaftlern untersucht und analysiert worden. Sie geben einen
Rahmen, von dem aus man eine andere Kultur verstehen lernen
kann. Sie sollten aber keineswegs als starres Rezeptheft verstanden werden! Dies würde die Prozesshaftigkeit von Kultur
leugnen und dem einzelnen Menschen nicht mehr gerecht
werden.

1.3   Das multikulturelle Team –
Erfolgreiche Zusammenarbeit mit Kollegen
aus anderen Kulturen

Beispiel

An einem ganz gewöhnlichen Montagmorgen passiert der Supergau in
Ihrer Abteilung: Ein Notfall mit einem Patienten, der kein Wort deutsch
spricht und den sie erst einmal nicht kulturell einordnen können. Sie
möchten jetzt ihren inneren Punkteplan abarbeiten: Ruhe bewahren,
sich einen kompetenten Überblick verschaffen, die Fakten sprechen
lassen, Zähne zusammenbeißen, auch wenn es weh tut… Dummer-
weise arbeiten Sie aber ausgerechnet heute im Team zusammen mit
Herrn Ramirez, Ihrem Kollegen aus Brasilien, der zwar hier aufgewach-
sen ist und perfekt deutsch spricht, aber immer wieder ganz andere
Prioritäten an den Tag legt als Sie. Für Herrn Ramirez gilt immer erstens:
»Ein gutes Verhältnis ist die Basis zum Erfolg!« und zweitens: »Wir müssen das Problem flexibel lösen!«. Schon oft ist Ihnen das in angespannten Situationen extrem auf die Nerven gegangen, denn Sie empfinden
sein Verhalten als leger und lax, und in einer Notfallsituation hat das
Ihrer Meinung nach keinen Bestand, denn da sprechen die Fakten für
sich und man muss schnell und zielgerichtet agieren.

Es lässt sich hier auf den ersten Blick erkennen, dass zwei derartig
komplementär ausgerichtete kulturelle Überzeugungen zunächst
einmal nicht gut an einem Strang ziehen können. Die Frage, »Wer
hat nun Recht und wer nicht?«, steht als Hindernis im Vordergrund und kann zu Kompetenzkonflikten führen. Sie beide verfügen über eine Fach- und eine Beziehungsabteilung in Ihrer kultu-

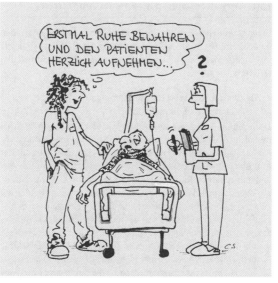

◻ Abb. 1.3 Multikulturelles Team

rellen Prägung, aber die Prioritäten liegen genau vertauscht vor. Damit ist einem spannungsgeladenen Konflikt am Montagmorgen Tür und Tor geöffnet. Sie und Ihr Kollege werden sich, wenn die Situation nicht durchleuchtet wird, genau die gegenseitigen Polarisierungen in den Wertvorstellungen vorwerfen und werden es schwer haben, sich zu einigen, wer nun mit seinem Ansatz Recht hat (◻ Abb. 1.3).

Es gibt nun drei Leidtragende in diesem Szenario:

- Den Patienten über deren Kopf weg sich der Konflikt entzündet,
- ihr Kollege, der Sie für einen »kalten Roboter« hält, der nur einen Plan abarbeitet und
- Sie, da Sie das Gefühl haben, dass die Situation von ihrem Kollegen nicht ernst genommen wird und Sie dadurch nicht effektiv arbeiten können.

1.3.1 Verhaltensweisen als Spiegel von Werten

In interkulturellen Konfliktsituationen wie hier geschildert, treffen unterschiedliche Werte aufeinander, die kulturell bedingt sind. Die Verhaltensweisen und inneren Überzeugungen sind Ausdruck dieser Werte.

- **Das Wertequadrat als Hilfsmittel für eine wertschätzende Kommunikation**

Der bekannte Kommunikationswissenschaftler Schultz von Thun hat für solche Konflikte das Werte- und Entwicklungsquadrat und die Arbeit mit dem inneren Team entwickelt, die zur Aufdeckung und zur Auflösung von unterschiedlichen kulturellen Werten beitragen sollen und somit eine gute Richtlinie bilden, solche Konflikte zu entschärfen. Das interkulturelle Wertequadrat kann sehr gut eingesetzt werden um eine Zusammenarbeit kompetent und für alle Beteiligten wertschätzend erlebbar zu machen. Diese Kommunikationstools erlauben es die kurzfristige Dynamik einer Situation anschaulich zu analysieren sowohl in der kurzfristigen als auch in der längerfristigen Perspektive.

Betrachten wir interkulturelle Irritationen, dann ist auf den ersten Blick nicht immer gleich auszumachen, ob die Ursachenzuschreibung in der Tat kulturell geprägt oder kulturtypisch ist oder an den Persönlichkeitsmerkmalen der einzelnen Personen liegt.

> **Konflikte und Irritationen können auch bei Menschen unterschiedlicher Kulturen auf Persönlichkeitsmerkmale zurückzuführen zu sein.**

Wir können ja auch nicht empirisch festgestellte Kulturstandards bei jedem einzelnen Individuum dieser Kultur in der gleichen Ausprägung vermuten. Doch ob sich nun ein Mensch in einer bestimmten Situation »typisch« für seine Kultur verhält oder auch nicht – seine Verhaltensweise wird häufig automatisch mit seiner Kultur in Verbindung gebracht. Menschen haben immer ein Selbstkonzept auf der persönlichen Ebene aber auch eine soziokulturelle Identität auf der übergeordneten Ebene. Das kulturelle Selbstkonzept eines Menschen spiegelt sich dann in seinen Überzeugungen wieder.

So könnte z. B. das Selbstkonzept eines Japaners sein: »Ich bin respektvoll« und das eines Deutschen könnte sein: »Ich bin effizient«. Diese beiden Selbstkonzepte haben wenig miteinander zu tun. D. h. der Fokus des Selbstkonzepts bei dem Japaner und bei dem Deutschen ist auf völlig unterschiedliche menschliche Werte gerichtet. Die spiegelbildliche und in Stereotypen verzerrte Außenwahrnehmung von dem Deutschen auf den Japaner könnte z. B. sein: »Der Japaner ist undurchschaubar und langsam« und die von dem Japaner auf den Deutschen könnte sein: »Deutsche reden immer so direkt – ich fühle mich von ihrem respektlosen Verhalten bedrängt.« Wenn sich die gegenseitigen Beobachtungen wiederholen, kann man von einem Stereotypenkreislauf sprechen. Wenn jetzt ähnliche Situationen nicht mehr an einzelnen Begegnungen festgemacht werden, sondern in ähnlicher Form auch mit anderen Menschen auftauchen, so werden die Stereotype übertragen und auch auf verschiedene Angehöriger einer Kultur ausgerichtet.

Wenn jemand mit den Personen 1, 2, 3, 4, 5… immer wieder ähnliche Erfahrungen gemacht hat oder zu machen meint und alle diese Personen aus einer bestimmten fremden Kultur wie z. B. der türkischen oder der japanischen stammen, dann wird der Beobachter bald zu der Überzeugung neigen: »die Japaner, die Türken sind eben so.« Spätestens dann ist das Individuelle durch ein festes Stereotyp ersetzt worden.

Die Kommunikationtools inneres Team und kulturelles Wertequadrat dienen dazu Missverständnisse leichter zu analysieren, verständlich zu machen und dadurch in Zukunft auch besser zu vermeiden.

1.3.2 Inneres Team

Das innere Team besteht aus ihren kulturellen Anteilen, die sie nicht mehr hinterfragen und analysieren müssen. So können Sie z. B. als Persönlichkeitsanteil ein starkes Interesse an anderen Kulturen haben, Sie können aber auch der grundsätzlichen Meinung sein, dass jeder, der hier lebt, sich absolut hier anzupassen habe. Diese zwei Anteile können zuweilen in Ihnen streiten und je nach Situation wie Sie sie erleben, kann entweder der eine oder der andere Teil in den Vordergrund geraten.

❯❯ Wir können davon ausgehen, dass der Wunsch nach Anpassung beim Anderen umso größer wird, je höher Ihr persönlicher Stresspegel ist und dass der Anteil des Interesses an andere Kulturen umso größer ist, je entspannter sich die Situation gestaltet.

Im Gesundheitswesen leiden alle Beteiligten allzu häufig unter einem hohen Stressaufkommen, was leider die falschen inneren Anteile in den Vordergrund rückt. Wenn Sie jetzt als Vertreter der deutschen Kultur mit ihren verinnerlichten inneren Werten auf einen kulturfremden Patienten oder Klienten stoßen, können Sie mit Unverständnis, Ablehnung oder gar Ärger auf den anderen reagieren. Für die entstehenden Konflikte sehen die Beteiligten auf beiden Seiten die andere Kultur, die »fremde« Kultur als ursächlich an.

❯❯ Auf beiden Seiten ist man in seinen eigenen kulturellen Wahrnehmungen, Deutungen und Verhaltensmustern gefangen. Diese gegenseitigen Stereotype sind das eigentliche Problem – nicht der Lösungsansatz.

Es entsteht ein interkultureller Teufelskreis, wenn sich die Beteiligten immer stärker als fremd und unverständlich wahrnehmen. Erst wenn es den Beteiligten gelingt die Dynamik der Stereotype und inneren Zuschreibungen interkulturell einzuordnen, kann dieser Teufelskreis durchbrochen und Konflikte können aufgelöst werden. Das Kommunikationstool des inneren Teams versucht eine Zusammenkunft zwischen allen Persönlichkeitsanteilen der eigenen und der anderen Kultur aufeinandertreffen zu lassen und die Perspektiven austauschen zu lassen. Interessant ist in diesem Zusammenhang das jede Kultur auch Persönlichkeitsanteile aus vollkommen fremden Kulturen beherbergt. D. h. man kann schnell Verständnis wecken, wenn man diese meist verborgenen Persönlichkeitsanteile bei sich auffindbar macht. Anders ausgedrückt kann man sagen: In jedem faktenorientierten und effizient arbeitenden Deutschen lebt auch ein beziehungsorientierter, harmoniebedürftiger Brasilianer um das genannte Beispiel zu illustrieren (◘ Abb. 1.4). Werden diese Persönlichkeitsanteile von der Metaebene aus betrachtet und analysiert, können die Stereotypenkreisläufe sichtbar und aufgebrochen werden.

- **Modell des Inneren Teams vermittelt**

Das Modell des inneren Teams ist deswegen so schnell wirksam, weil es keinen Anfang und keine Ursache sucht und damit die sonst übliche Suche nach Schuldigen unmöglich gemacht wird.

Anwendung des Modells des inneren Teams

- Der Ausgangspunkt der Konferenz des inneren Teams ist immer der kulturzentristische Tiefpunkt der kulturellen Stereotype. Hier sind wir im Keller der Vorurteile und des negativ wertenden Verhaltens gegenüber allem Fremdem. Die Vorwürfe und Stereotype werden nicht verdrängt sondern explizit unter die Lupe genommen. Damit wird ein Lernprozess ermöglicht und die Überwindung der Stereotype wird wahrscheinlich.
- Als nächstes wird der kleinste gemeinsame Nenner der beiden Kulturen, sozusagen das verbindende Element expliziter betrachtet. Es wird sichtbar das Eigenkultur und Fremdkultur jeweils Anteile von der anderen Kultur in sich tragen und so existiert als Persönlichkeitsanteil des faktenorientierten Deutschen auch ein beziehungsorientierter Teil des Brasilianers.
- Der kulturoffene und neugierige Persönlichkeitsanteil der beiden Beteiligten eröffnet eine neue Lernebene. Die Offenheit gegenüber dem Anderen lässt die Ursprünge der Missverständnisse deutlich werden. Dieser Persönlichkeitsanteil zeichnet sich durch eine hohe Wertschätzung gegenüber dem fremden und unbekannten aus. Er versucht auch jederzeit das fremdkulturelle Verhalten zu durchschauen und zu verstehen.
- Verständnis und Wertschätzung können über all da wachsen, wo die eigene Kultur keine abwertende negative Verortung erfährt und die fremde Kultur in Bezug zu der eigenen gesetzt wird. Sprich, wo Gemeinsamkeiten gefunden werden können. Das Modell des inneren Teams lässt diese Gemeinsamkeiten schnell identifizieren, weil der Fokus auf den gemeinsamen inneren Anteilen, die in jeder Kultur bestehen, liegt. Folglich geht es um eine reflektierte Neujustierung bestehender Kulturmerkmale und Verhaltensweisen und damit um die Überwindung der Stereotype und Vorurteile.

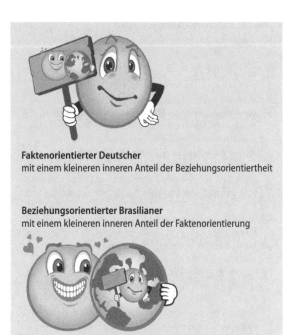

Faktenorientierter Deutscher
mit einem kleineren inneren Anteil der Beziehungsorientiertheit

Beziehungsorientierter Brasilianer
mit einem kleineren inneren Anteil der Faktenorientierung

◻ **Abb. 1.4** Inneres Team am Beispiel eines faktenorientierten Deutschen und eines beziehungsorientierten Brasilianers

❯ **Das Modell des inneren Teams ist deswegen so elegant, weil es keine Verlierer schafft.**

Jeder Persönlichkeitsanteil und jede kulturelle Begegnung gewinnt eine neue Funktion: es geht um Ausgleich und Annäherung und nicht darum, die eigene kulturelle Authentizität aufgeben zu müssen, um in einer fremden Kultur als besonders »angepasst und integriert« zu gelten. Verkrampft bemühte Anpassungsversuche an eine andere Kultur sind in der Regel ungelenk und unpassend und werden auch als übertrieben wahrgenommen.

Authentizität, die in einer Haltung der Wertschätzung dem anderen gegenüber gezeigt wird, ist ein wichtiger Faktor in der interkulturellen Begegnung. Nichts ist lächerlicher als die peinliche Überkompensation von kulturell fremdem Verhalten und Werten und unter interkultureller Kompetenz wird dies auch definitiv nicht verstanden. Interkulturelle Kompetenz bedeutet die Wertschätzung von kultureller Vielfalt und das Wissen um die eigene kulturelle Prägung.

1.3.3 Kulturelles Wertequadrat

Beispiel

Seit drei Jahren arbeiten Sie in einer Gemeinschaftspraxis von Physiotherapeuten mit Montserrat Luz, einer brasilianischen Kollegin, zusammen. Fachlich verstehen Sie beide hervorragend ihr Gebiet, jedoch gibt es auf der menschlichen Ebene immer mal wieder Situationen, die Sie nicht einordnen können. Frau Luz hat als neuen Patienten einen »schwierigen Bandscheibenvorfall« bekommen. Zwei befreundete Brasilianerinnen besuchen sie am Arbeitsplatz, um ihr mit Rat und Tat zur Seite zu stehen. Ihnen ist das zwar unverständlich, weil Sie den Eindruck haben, dass die befreundeten Brasilianerinnen fachfremd sind, aber aus Höflichkeit begrüßen Sie alle und ziehen sich dann zurück, weil Sie nicht weiter stören möchten. Als später die beiden Freundinnen von Frau Luz wieder aufbrechen, kommen Sie wieder hinzu und verabschieden sich kurz und freundlich von den beiden Damen. Auch Frau Luz verabschiedet sich warmherzig von ihren beiden Freundinnen und sie wiederholt immer wieder, wie dankbar sie für die erwiesene Unterstützung ist. Als die beiden Freundinnen gegangen sind, dreht sich Frau Luz zu Ihnen um und sagt mit verärgerter Miene zu Ihnen: »Typisch deutsch! Keine Dankbarkeit, wenn jemand uns hilft.« Sie sind vollkommen verblüfft, weil Sie nicht wissen, was Frau Luz von Ihnen wirklich erwartet hat oder wo Ihr Fehler eigentlich liegt. Ihrer Meinung nach waren Sie den beiden Freundinnen gegenüber sehr höflich. Aus der Sicht Ihrer brasilianischen Kollegin aber, die auf eine gemeinschaftliche Harmonie abzielt, hätten Sie den Freundinnen Ihre Dankbarkeit darüber ausdrücken sollen, dass sie mit Rat und Tat Ihnen Beiden zur Seite gestanden haben, da die Praxis von Ihnen Beiden geführt wird.

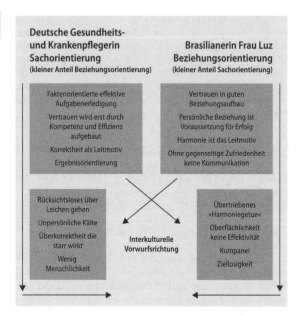

Abb. 1.5 Kulturelles Wertequadrat der deutschen und der brasilianischen Physiotherapeutin

Das kulturelle Wertequadrat illustriert auf schnell sichtbare Weise, welche Interaktionsprinzipien bei verschiedenen Kulturen im Vordergrund stehen. Die beiden oberen Quadrate zeigen wichtige kulturelle Prägungen von zwei Kulturen. In unserem Beispiel (**Abb. 1.5**) treffen eine deutsche Physiotherapeutin und ihre brasilianische Kollegin Frau Lutz aufeinander. Der deutsche Part steht für eine faktenorientierte, effektive Aufgabenerledigung; Leitmotiv ist die Korrektheit und das Tun ist ergebnisorientiert. Dieser deutsche Teil trifft auf den der brasilianischen Kollegin, der ein harmonischer Beziehungsaufbau wichtig ist, um Vertrauen und Sicherheit gewinnen zu können. Die persönliche Beziehung ist für sie die Voraussetzung für den individuellen Erfolg in der Praxis. Ihr Leitmotiv ist die

Harmonie und alles in ihrer Kommunikation zielt auf eine gegenseitige Zufriedenheit ab.

Die unteren Eckquadrate zeigen die jeweilige Entwertung der beiden kulturellen Prinzipien in Extremformen und zugleich die typische Richtung des wechselseitigen Unverständnisses und der wechselseitigen Vorwürfe. Hier treffen aus der Sicht von Frau Luz eine äußerst rücksichtslose Deutsche, deren Rückzug aus dem Team unangepasst und egozentrisch ist und von der eine unpersönliche Kälte ausgeht, auf eine übertrieben harmoniesüchtige Brasilianerin, die aus der Sicht der Deutschen ziellos und ineffizient ist und oberflächliche Kumpanei betreibt. Werden diese Sichtweisen im kulturellen Wertequadrat sichtbar gemacht, wird schnell die interkulturelle Vorwurfsrichtung und Verzerrung deutlich.

1.4 Das multikulturelle Team

Interkulturelle Situationen zwischen Ärzten, Pflegenden, Rettungsassistenten und anderen Angehörigen von Gesundheitsberufen und Patienten mit ihren Familien gehören heute zur Tagesordnung in allen Institutionen des Gesundheitswesens in allen europäischen Ländern. Die Problemfelder, die sich hierbei ergeben können, reichen von Sprachproblemen bis hin zu gegenseitigen Anschuldigungen, wenn Verhaltensnormen, die jeweils vom anderen als falsch erachtet werden, an den Tag gelegt werden. So kann die indirektere Art über den eigenen Körper zu reden zu Fehldiagnosen und falschen Krankheitsbildern führen, aber auch der zahlreiche Besuch der Familienangehörigen von Patienten kann zu Missstimmungen führen. Demgegenüber beklagen sich die Patienten darüber »abgefertigt« zu werden und zu wenig Beratung zu erhalten.

- **Unmut im Team aufgrund unterschiedlicher Kulturen**

Dies betrifft jetzt das Verhältnis zwischen Pflegenden und Patienten, das wir schon zuvor näher betrachtet hatten. Aber auch innerhalb eines Teams prallen unterschiedliche Verhaltensweisen und Werte aufeinander, wenn Menschen zusammen arbeiten, die verschiedenen Kulturen angehören. Erschwert wird das noch, wenn sich eine Hierarchie zwischen den einzelnen auftut: »Untergebener« bzw. »Weisungsbefugter«, wie bei Ärzten und Pflegenden oder medizinischen

Fachangestellten. Hier kann es zu unausgesprochenen Konflikten kommen, die im Verborgenen schwelen und zu viel Unmut führen, der nicht offen angesprochen wird.

Bei näherer Betrachtung liegen auch hier oft kulturelle Unterschiede zu Grunde, die mit der jeweiligen kulturellen Brille wahrgenommen werden. So erzählte eine junge Gesundheitspflegerin, dass sie sich von einem Arzt als Frau nicht respektiert fühlte, da dieser sie immer am Arm angefasst habe und geduzt habe, ohne sie zu kennen. Der Arzt war aus Syrien, sie aus Deutschland und nach ihrer »kulturellen Brille« nahm sie das Verhalten des Arztes so wahr: »Es ist ja klar, dass der Arzt mich als Frau nicht ernst nimmt, das ist bei denen halt so, dass die Frau nichts zählt und schon gar nicht wenn sie jünger ist. Ich fühle mich dann immer belästigt, wenn er mich anfasst und niedergemacht, wenn er mich beim Vornamen nennt. Er kennt mich doch gar nicht.« (Quelle: eigene Sammlung von Fallbeispielen aus meinen Trainings, unveröffentlicht).

▪ **Ethnisierung eines Konflikts**

Ein anderes Beispiel zeigt die sog. Ethnisierung eines Konflikts auf Grund von Wahrnehmungsunterschieden. Unter Ethnisierung versteht man die Annahme, jeder menschliche Konflikt sei nur auf kultureller oder noch schlimmer rassistischer Basis zu betrachten.

Beispiel

Eine Stationsleiterin aus Deutschland arbeitet mit einer Gesundheitspflegerin aus Kenia zusammen. Es ist Sommer und die Frau aus Kenia riecht zunehmend stark nach Schweiß. Die Stationsleiterin muss das zum Thema machen, obwohl ihr das nicht gefällt, aber auch die anderen Teammitglieder fangen an, sich bei ihr darüber zu beschweren und als dann auch eine ältere Patientin die Stationsleiterin auf den Körpergeruch der Kenianerin anspricht, muss diese die unangenehme Situation ansprechen. Keine leichte Aufgabe, wie man sich vorstellen kann. Wie viel kann in einer solch peinlichen Situation falsch verstanden werden? Die Stationsleiterin sucht in einer ruhigen Minute das Gespräch mit der Gesundheitspflegerin und spricht sie darauf an, dass sie etwas gegen ihren Körpergeruch unternehmen soll. Sofort kommt die Antwort: »Aha, haben Sie etwas gefunden, um mich wegen meiner Herkunft schlecht zu machen?«

Dies ist ein Beispiel für die Ethnisierung eines Konflikts. Nicht der Fakt an sich (Körpergeruch, der als unhygienisch empfunden wird) wird als Vorwurf empfunden, sondern die Tatsache, dass die Kenianerin eine andere Herkunft hat. Entwickeln sich solche Vorwürfe, kann das eigentliche Thema nicht mehr konstruktiv gelöst werden, da sich dann erst einmal ein wesentlich komplizierteres Thema auftut – eben die Ethnisierung des Konflikts. Das Beispiel zeigt, wie schnell sich Themen in der interkulturellen Begegnung in eine ganz andere Richtung entwickeln können als erwartet.

1.4.1 Konflikte im interkulturellen Kontext

Die Zusammenarbeit im interkulturellen Team kann viele Stolpersteine bieten, die zu Unmut und zu einem angespannten Klima im Team führen können. In meinen Trainings lasse ich die Teilnehmer Fallbeispiele aus ihre Erfahrungen im Arbeitsalltag aufschreiben, die sie als konfliktbehaftet empfunden haben, die offene Fragen hinterlassen haben oder in denen Sätze gefallen sind, die als verletzend empfunden wurden. Bei näherer Betrachtung treten v. a. die folgenden Konfliktarten auf, die hier erläutert werden sollen.

Konfliktarten

— **Kommunikationskonflikt:** am häufigsten (in mehr als 50% der Fälle) vorkommende Konfliktart, meistens ausgelöst durch die Art direkt oder indirekt zu kommunizieren.

— **Werte und Beurteilungskonflikt:** Verschiedene Werte treffen aufeinander oder werden als unterschiedlich wichtig bewertet, z. B. Pünktlichkeit, Religiosität, Mütterlichkeit, Vorstellungen zu dem Begriff »Respekt«.

— **Anerkennungskonflikt:** Eine der Konfliktparteien fühlt sich in ihrer Persönlichkeit, ihrer Rolle oder ihrem persönlichen Verhalten nicht akzeptiert. Als Konfliktgeber bei Migranten spielen oft Sprache, Aussehen, Hautfarbe oder soziale Zugehörigkeit eine Rolle. In diesem Kontext wird oft sehr unvorsichtig mit Vorwürfen von Rassismus und Sexismus umgegangen und dies verhärtet den Konflikt massiv. Der Konflikt wird leicht ethnisiert (▶ o. g. Beispiel)

■ **Grundsätze zum Konfliktbegriff im interkulturellen Kontext**

Grundsatz 1 Es gibt keinen »Kampf der Kulturen«. Konflikte werden von Menschen verursacht, nicht von abstrakten Gebilden, wie der Begriff Kultur es darstellt. Daher ist eine grundlegende Analyse des Konflikts unter Berücksichtigung aller Umstände und der Konfliktart unverzichtbar, wenn der Konflikt gelöst werden soll.

Grundsatz 2 Nicht der Konflikt an sich ist das Problem, sondern der Umgang mit ihm. Betrachtet man einen Konflikt grundsätzlich als eine Herausforderung und Chance, kann man sein Verhalten überprüfen und festgefahrene Annahmen und Verhaltensweisen überwinden lernen. Konflikte sind wie Krankheiten, man kann sie entweder ignorieren, herunterspielen oder aber konstruktiv behandeln. Nicht bearbeitete Konflikte schwelen im Verborgenen und absorbieren einen Großteil an Kraft und Energie.

■ **Konflikteskalation**

Beispiel

In einem multikulturellen Team in einer Klinik auf der Station der Palliativmedizin arbeiten unterschiedliche Nationalitäten, Geschlechter und Generationen zusammen. Der Stationsleiter ist deutscher Herkunft und 53 Jahre alt. Er verfügt über langjährige Berufserfahrung. Sonst sind im Team, eine Gesundheitspflegerin aus Deutschland (34 Jahre alt), eine Gesundheitspflegerin aus der Ukraine (43 Jahre alt), ein Gesundheitspfleger aus Italien (27 Jahre alt), eine Gesundheitspflegerin mit türkischer Herkunft (29 Jahre alt) und ein Gesundheitspfleger aus Syrien (37 Jahre alt). Der Stationsleiter ist immer als Erster morgens da und bereitet sich sein Frühstück in der Teeküche. Eines Morgens sind bereits der syrische Kollege und die türkische Kollegin vor ihm in der Küche und benutzen den Herd. Es beginnt eine Meinungsverschiedenheit: der Deutsche Stationsleiter fordert seinen gewohnten Platz am Herd ein, da er pünktlich bei der Arbeit sein müsse und die ganze Verantwortung trüge. Die beiden anderen gehören dem muslimischen Glauben an und begehen Ramadan, den Fastenmonat. Sie erklären, sie müssten vor Sonnenaufgang gefrühstückt haben und bräuchten dazu den Herd. Die Diskussion zwischen den Teammitgliedern wird immer heftiger und steigert sich bis hin zu gegenseitigen Beschimpfungen wie »Eure Scheißreligion interessiert mich nicht!« – und »Rassistenschwein!«

Der geschilderte Konflikt entsteht aus einem Kommunikationskonflikt, der dann in einen Anerkennungskonflikt übergeht. Der Konflikt wäre trotz knapper Ressourcen lösbar gewesen (z. B. durch vorherige Absprache, einem Küchenbenutzungsplan o. ä.). Nicht alle, aber viele Konflikte sind bei rechtzeitigem Erkennen auf kommunikativer Ebene lösbar, ohne dass sie eskalieren müssen. Sie eskalieren aber unweigerlich, wenn eine Partei den neutralen Boden verlässt und Grundpfeiler der Kultur für den Konflikt verantwortlich macht. Dies gibt dem Konflikt dann eine wesentlich emotionalere Richtung und es wird dann immer schwerer, sich wieder auf die Meta-Ebene zu begeben, da dann zusätzliche Faktoren wie Ehrverletzung und drohender Gesichtsverlust (▶ Abschn. 5.3) hinzukommen.

1.4.2 Analyse zur Konfliktbearbeitung

1. Untersuchung der Themen, die hinter dem Verhalten stehen, z. B.
   - männliches Dominanzverhalten,
   - geschlechtsspezifische Rollenverteilung,
   - religiös bedingte Verhaltensnormen,
   - unterschiedliche kulturelle Hintergründe als vermeintliche Konfliktursache.

2. Leitmuster zur Konfliktbearbeitung:
   - Der Kern des Konflikts muss erkannt werden,
   - eine Überprüfung der ersten Annahmen über den Konflikt findet statt.
   - Interpretation: Ist der Konflikt von mir lösbar oder habe ich meine Grenzen erreicht?

3. Intervention
   - Wie interveniere ich?
   - Welchen Weg gehe ich: Nütze ich meine Machtposition (z. B. als Vorgesetzter)?
   - Beschreite ich den Rechtsweg (Abmahnung, Kündigung)?
   - Ist ein Interessensausgleich möglich?

- **Wahrnehmung von Konfliktsymptomen**

Die am weitesten verbreitete Reaktion auf Konflikte ist Vermeidung und Flucht. Dies ist auch eine Erklärung für Segregation und Ghettobildung in Einwanderungsgesellschaften: Die Lebensmodelle passen nicht zueinander, man geht sich aus dem Weg.

Im Team kann aber die Wahrnehmung von Konfliktsymptomen beim Gegenüber (z. B. Vermeiden von Gesprächskontakten, Verpassen von ausgemachten Teamsitzungen, hohe Fehlzeiten, häufiges Widersprechen etc.) beobachtet und analysiert werden. Durch Beobachtung und sensibles Aufnehmen von Stimmungen können die Signale für Konflikte besser erkannt und im weiteren Verlauf immer früher entschärft werden.

> **Übung: Das Kontaktbarometer**
> Ordnen Sie sich auf einer Skala von 0 bis 100 bei nach folgenden Fragen ein:
> 1. Wie viel Kontakt habt Ihr an Eurem Arbeitsplatz mit Menschen nichtdeutscher Herkunft und wie herzlich gestaltet er sich?
> 2. Wie viel Kontakt zu Migranten habt Ihr in Eurem Privatleben?
>
> In meinen Trainings ordnen sich die Teilnehmer bei der zweiten Frage deutlich näher an der 0 ein als bei der ersten Frage. Das heißt im Klartext: Im Privatleben, da, wo die Kontakte selbst bestimmt werden, findet relativ wenig Austausch mit Menschen aus anderen Kulturen statt. Wie soll aber ein gegenseitiges Verständnis und ein positives Erleben von kultureller Vielfalt gefördert und erlebt werden, wenn die Segregation im Privatleben weiter anhält? Erschreckenderweise verdeutlicht diese kleine Übung sehr sichtbar, die starke Trennung von kulturellen Gruppen in vielen Teilen Deutschlands.

- **Input: Werte- und Beurteilungskonflikte**

Werte- und Beurteilungskonflikte sind oft mit den Fragen, was ist richtig, was falsch, was ist normal, was unnormal verbunden. Beispiele: Was ist richtig:
- Zweckehe oder Liebesheirat?
- Mütterlichkeit oder Selbstständigkeit?
- Betonung des Wir-Gefühls oder Individualität?

Diese Konflikte sind nicht von sich heraus lösbar, sie müssen erlebbar gemacht werden.

1.4.3 Konfliktdiagnose und Interventionsart

Wenn anhand der Konfliktdiagnose entschieden wurde, dass ein Eingreifen in den Konflikt möglich ist, gibt es drei Arten der Intervention:

1. **Machtweg**: Habe ich durch meine Position Macht? Will ich sie in diesem Fall nutzen?
2. **Rechtsweg**: Die rechtlichen Mittel werden ausgeschöpft, z. B. durch Abmahnung und Kündigung; Konsequenzen für Mitarbeiter müssen klar durchdacht sein.
3. **Interessenausgleich**: Für beide Seiten wünschenswert, v. a. wenn ein Konsens gefunden werden kann, der alle zufrieden stellt; u. U. ist im Team auch ein Kompromiss zwischen den beteiligten Kollegen denkbar.

Beispiel
Eine Lernschwester türkischer Herkunft leidet unter der Strenge ihres Vaters. Sie darf nirgendwo alleine hingehen und fühlt sich vom sozialen Leben ihrer Kolleginnen, die mehrheitlich aus Deutschland kommen und oft zusammen etwas unternehmen ausgeschlossen. Unter ihren Kolleginnen bricht ihre Verzweiflung gegenüber dem Vater aus ihr heraus.

Erläuterungen dem Beispiel:
- In diesem Fallbeispiel gibt es die folgenden **Konfliktparteien**: Tochter, Vater, Kolleginnen.
- **Rollenverknüpfungen und Gefühle**: Der Vater hat Angst um das Zusammenbrechen des traditionellen Familiengefüges. Die Lernschwester hat Wut auf den Vater und Neid auf die Kolleginnen sowie Trauer über ihre negativen Gefühle gegenüber dem Vater. Sie empfindet auch Enttäuschung: »Warum vertraut mein Vater mir nicht?«
- **Motive**: Der Vater will seine Autorität in der Familie unterstreichen und versteht sein Verhalten gemäß dem Ehrenkodex der islamischen Gesellschaft als Schutz und Fürsorge für die

Tochter. Seine Unsicherheit und seine eigenen Vorurteile gegenüber dem nicht traditionellen Umfeld der deutschen Gesellschaft mit der er wenig Kontakt zur Überprüfung seiner eigenen Vorurteile hat und sein eigenes Gefühl von Entwurzelt-Sein führt zu noch mehr Druck und Kontrolle gegenüber der Tochter. Die Lernschwester wünscht sich mehr Gleichberechtigung, Freiheit und Autonomie, gemäß ihrer Sozialisation in der deutschen Kultur, sie wünscht sich aber auch eine gute Beziehung zum Vater

- **Wertehaltungen**: Hier prallen die traditionelle Familienordnung, das gegenseitige Vertrauen, und die Werte einer auf individueller Eigenverantwortung basierenden Gesellschaft aufeinander.
- **Konfliktgegenstand**: Sicherheit versus Freiheit.
- **Konfliktarten**: Vater: Wertekonflikt; Mädchen: Anerkennungskonflikt.
- **Ressourcen zur Lösung des Konflikts**: Die Lernschwester hat Verständnis für den Vater entwickelt, wenn sie versteht, welche Ängste den Vater plagen. Die Kolleginnen verstehen das Verhalten der Kollegin, die nicht an den gemeinsamen Unternehmungen teilnimmt und bieten ihr moralische Unterstützung. Sie nutzen die Interventionsmöglichkeit bei der Kollegin Empathie für den Vater zu erzeugen und besuchen die Kollegin zusammen um im weiteren Verlauf bei dem Vater die Angst vor dem unbekannten fremden deutschen Gesellschaftssystem abzubauen.

Hier sei ergänzend erwähnt, dass das Deutschlandbild von besonders traditionell orientierten Migrantenfamilien, die nahezu keinen Kontakt mit Familien der Mehrheitskultur Deutschlands haben, oft etwas schief ist und einer Korrektur bedarf, da eine Übertragung der irrationalen Ängste auf die Kinder stattfindet. Der im genannten Beispiel deutliche Wertekonflikt entsteht aus dem grundsätzlich unterschiedlichen Erziehungsverständnis: Im türkischen Verständnis ist in der Erziehung das Umfeld von entscheidender Bedeutung (externalistische Gesellschaftsstruktur). Es wird also erwartet, dass das gesamte gesellschaftliche Umfeld die Erziehungsaufgabe im Sinne und gemäß den Werten der Familie mit übernimmt. Da dies in Deutschland aber nicht der Fall ist, da in Deutschland immer die

Akzeptanz und Förderung der Eigenverantwortung im Vordergrund der Erziehung steht, bestimmen irrationale Ängste um das Wohl der Kinder das Verhalten der traditionell orientierten Eltern aus anderen Kulturen, die das Konzept der deutschen Erziehungsrichtlinien nicht nachvollziehen können.

Es wäre an sich notwendig, diesen Ängsten der Eltern ein Forum zu geben, damit sie ernst genommen und beruhigt werden können. Es könnte versucht werden, den Kontakt über die Mutter der Lernschwester herzustellen, die bei einem Besuch bei der Kollegin »von Frau zu Frau« angesprochen werden könnte und die in den Augen des Vaters nicht das Angst- und Feindbild als selbstständige Frau verkörpert. Dann kann über die Mutter die Angst des Vaters entschärft werden und die Lernschwester wird mehr Freiheit und mehr Vertrauen durch ihren Vater erfahren.

Männer in traditionell orientierten Gesellschaften reden untereinander nicht über familiäre Probleme, auch werden außerfamiliäre Hilfen nicht angenommen. Dies würde als Versagen des Familienoberhauptes betrachtet werden. Es ist aber möglich, dass die Mutter mit dem Verhalten des Vaters nicht zufrieden ist und aufgrund des Leidensdrucks der Tochter bereit ist, für die Tochter einzutreten. Wenn dieser Kontakt nicht gelingt, könnte ein männlicher Kollege ein Gespräch mit dem Vater führen. Besonders günstig wäre ein Vermittler, der ebenfalls türkischer Herkunft ist, da dieser nicht als »fremd« und damit eventuell »bedrohlich« empfunden würde.

1.5   Situationen mit dem Patienten

Auf der Suche nach einem besseren interkulturellen Verstehen und nach brauchbaren Modellen haben sich Kulturwissenschaftler schon lange mit dem Phänomen der kulturellen Standards auseinandergesetzt. Was sind kulturelle Standards? Einfach ausgedrückt verstehen wir unter kulturellen Standards alle Verhaltensweisen und Grundüberzeugungen, die von Menschen, die zu einer Kultur gehören, als wichtig und richtig anerkannt werden. Die Ergebnisse über Kulturstandards basieren auf empirisch gesammeltem Datenmaterial durch Befragungen und Beobachtungen und den daraus folgenden wissenschaftlichen Untersuchungen in verschiedenen Ländern.

1.5.1 Kulturstandards am Beispiel von Deutschland und der Türkei

Ein Blick auf die Unterschiede der kulturellen Standards in Deutschland, die nahezu sprichwörtliche »Planungskultur«, und vielen Kulturen, die hierzulande die Migranten stellen, wie z. B. der Türkei, erklärt zugleich auch die größten Problemfelder der interkulturellen Verständigung.

Kulturelle Standards in Deutschland
- Sach- und Regelorientierung
- Professionelle Distanz (»Job ist Job und privat ist privat«)
- Interpersonale Differenzierung (Privatsphäre hat eine übergeordnete Bedeutung und muss respektiert werden)
- Exakte Zeitplanung (Sprichwörter betonen die Bedeutung der Zeit: »Zeit ist Geld«; »Morgen, morgen nur nicht heute, sagen alle faulen Leute«)
- Hohe Leistungsbereitschaft
- Recht auf Eigenverantwortung und Individualität
- Emanzipationsgedanke

Aus dieser kleinen Aufstellung der wichtigsten kulturellen Standards in Deutschland geht klar hervor: Deutschland ist eine prozessorientierte Kultur, in der alles planbar sein muss. Planung, Regeln und Sachorientierung bieten eine vermeintliche Verlässlichkeit und Sicherheit im Arbeitsablauf und in der Lebensgestaltung. Das muss nicht notwendigerweise Zustimmung in der Bevölkerung auslösen. In Deutschland gibt es viel »Genörgel« über diese kulturellen Standards, dennoch ist sich jeder sicher, dass man sich an diese Standards halten muss, da sonst das ganze System nicht mehr funktionieren würde.

Kulturelle Standards in der Türkei
- Ehre
- Familie
- Respekt vor Älteren
▼

- Liebe für Jüngere
- Tradition
- Religion
- Regeln der islamischen Gemeinschaft
- Klare Geschlechterrollen

Diese Gegenüberstellung der kulturellen Standards bedeutet jetzt nicht, dass die jeweils unterschiedlichen Punkte der anderen Kultur keine Gültigkeit hätten! Es bedeutet aber, dass die Prioritäten anders gesetzt werden. Da sich alle Vorstellungen und Erwartungen auf diese Prioritäten stützen bedeutet dies vor allem eines: Der türkische Patient hat von Anfang an eine andere Erwartungshaltung an sein Leben und das menschliche Miteinander als der deutsche! Dies betrifft auch zu einem ganz maßgeblichen Teil die Vorstellungen und Verhaltensweisen in der Pflege.

Dem türkischen Patienten ist wichtig, dass seine Familie sich um ihn kümmern kann, dass er »respektvoll« behandelt wird (dies ist ein unglaublich sensibler Bereich, besonders bei älteren türkischen Patienten und es existieren auch gleich mehrere Begriffe im türkischen, um die Bedeutung dieses Begriffs zu unterstreichen), und dass er seine Religion ausüben kann oder dass zumindest Rücksicht auf seine religiösen Gewohnheiten genommen wird. Der Begriff des »Respekts« (türk. Saygi) bedeutet mehr als sich ins Deutsche übersetzen lässt: Er bedeutet die bedingungslose, aber dennoch liebevolle Unterordnung in einer strengen familiären Hierarchie gegenüber den älteren Männern wie Frauen (v. Bose u. Terpstra, 2012).

Dem deutschen Patienten ist es wichtig, dass er aufgeklärt und in die Behandlung einbezogen wird, dass er »seine Ruhe« hat und dass die Pflegerinnen und Pfleger ihm die bestmögliche Pflege angedeihen lassen. Was die Ärzte angeht, werden Spezialisten erwartet. Man muss Vertrauen zu der Pflege haben und von den professionellen Pflegekräften wird die Erfüllung einer Dienstleistungskultur erwartet.

Und was ist dem deutschen Pflegenden wichtig? Gemäß dem Arbeitsalltag muss er möglichst einen reibungslosen Ablauf garantieren. Es wird auf Schnelligkeit und Präzision genauso viel Wert gelegt wie auf effektives Arbeiten. In einer Klinik zählen die exakten Zeitpläne so viel wie die individuelle Betreuung – sonst wäre ein reibungsloser Arbeitsablauf nicht mehr garantiert! Da zunehmend auch immer intensiver dokumentiert werden muss um den rechtlichen Anforderungen gerecht zu werden, kann man im Ansatz verstehen, wie groß das Feld der möglichen Enttäuschungen und Missverständnisse und die Stressbelastung bei den Pflegenden sein kann.

1.5.2 Erwartungen des deutschen Patienten

Eine Befragung des Forschungsinstitutes Opinio zeigt die Erwartungen des deutschen Patienten an seine Pflege (Quelle: Kundenbefragung des Forschungsinstitutes Opinio zur Systematisierung der Qualität der Patientenversorgung im Krankenhaus):

- Strukturqualität:
    - Gebäude und Raumausstattung,
    - medizinisch-technische Ausstattung,
    - Personal (Anzahl und Ausbildung, Know-how),
    - Zertifikate,
    - Reputation (Bekanntheitsgrad, Image) von Anstalt und Personal (v. a. von Chefärzten),
    - Referenzen.
- Prozessqualität:
    - technische Fertigkeiten,
    - formaler Leistungsablauf (Diagnose, Therapie),
    - Termingestaltung,
    - Wartezeiten,
    - Atmosphäre,
    - Betriebsklima,
    - Kontaktstil des Personals,
    - Dienstleistungskultur,
    - Rücksichtnahme auf den Krankheitszustand.
- Ergebnisqualität:
    - Änderung des Gesundheitszustands,
    - Zuwachs an gesundheitsrelevantem Wissen,
    - Diagnosesicherheit,
    - Behandlungsdauer,
    - Erklärung der Leistung,
    - Entlassungsgespräch.

Die Anforderungen an die Pflege aus Sicht der deutschen Patienten spiegeln sehr gut die Kulturstandards wider. Im Vordergrund steht das Recht auf Eigenverantwortung, der Wunsch nach effizienter Behandlung und nach modernen medizinischen Standards. Der deutsche Patient wünscht informiert zu werden und erwartet von der Pflege einerseits fachliche Kompetenz und andererseits Rücksichtnahme. Er möchte als Individuum wahrgenommen und auch individuell behandelt werden.

1.5.3 Erwartungen des türkischen Patienten in der Pflege

Demgegenüber steht eine völlig andere Erwartungshaltung der türkischen Patienten, wie sie aus einer empirischen Untersuchung der schweizerischen Pflegeschule Clara (Projektarbeit: Muslime im Spital) hervorgeht (Haas, 2003):

- Respekt,
- Akzeptanz,
- Rücksichtnahme,
- Einhalten der religiösen Regeln, sofern möglich,
- Information,
- kompetente, feinfühlige Pflege,
- beim Eintrittsgespräch: sich Zeit nehmen, um herauszufinden, wie streng gläubig die Person ist,
- je nach Religiosität sind die Anforderungen an die Pflege unterschiedlich.

Gerade dieser letzte Punkt ist sicher enorm wichtig, da jeder Muslim seinen eigenen Weg hat, sich zum Islam zu bekennen. Das Wissen um die Verschiedenartigkeit der Religion ist wichtig, um auch dem Patienten zu zeigen, dass er wahr- und ernstgenommen wird. Im Vordergrund der türkischen Patientenerwartungen steht der Wunsch nach menschlicher Anteilnahme und Verständnis.

Wenn man diese beiden Auflistungen betrachtet wird schnell klar, dass die Pflege in beiden Patientengruppen unterschiedlich gestaltet werden müsste. Während von den deutschen Patienten Effizienz, medizinische Fachkompetenz und die Behandlung des Patienten auf Augenhöhe erwartet wird, wird in der Gruppe der türkischen Patienten verständnisvolle Rücksichtnahme und Respekt gegenüber der Religion erwartet.

1.6 In Kürze

— Kultur ist ein universelles Phänomen, das Menschen einer bestimmten Gruppe miteinander verbindet und einen Rahmen schafft, der Orientierung und Sicherheit bietet.

— Treffen Menschen aus verschiedenen Kulturen aufeinander, so entstehen ohne ausreichende Vorbildung über die Kultur des anderen schnell Unsicherheiten und Klischees.

— Im Gesundheitswesen ist dies sowohl für den Arbeitsablauf als auch für den Genesungsprozess des Patienten sehr negativ.

— Daher ist eine grundlegende Entwicklung von interkultureller Kompetenz im Gesundheitswesen in allen Bereichen anzustreben. Interkulturelle Kompetenz ist das Zusammenspiel von mehreren sozialen Kompetenzen, die eine Begegnung auf Augenhöhe mit Menschen aus anderen Kulturen möglich macht.

— Die möglichen Problembereiche im Umgang mit fremdkulturellen Patienten und Patientinnen lassen sich grob in die folgenden Gebiete aufteilen, die in den nachfolgenden Kapiteln vorgestellt werden: Kommunikation/Verständigung, Religionsausübung, Hierarchie, Intimsphäre und Tabubereiche, Mahlzeitenvorschriften, Besucheranzahl/Besucherzeiten, Geschlechterrollen.

— Die Arbeit mit Menschen aus anderen Kulturen bedeutet ein kontinuierliches aufeinander zugehen wollen.

— Auch die multikulturelle Teamarbeit stellt an alle erhöhte Forderungen. Wir können nicht davon ausgehen, dass sich eine Zusammenarbeit »einfach so« harmonisch und erfolgreich gestaltet.

— Um eine Zusammenarbeit erfolgreicher gestalten zu können, müssen grundlegende Verhaltensweisen erkannt und in ihrem Bedeutungszusammenhang richtig gedeutet werden.

— Es stehen einige erfolgreiche Modelle zur Entschlüsselung von interkulturellen Problem- und Konfliktsituationen zur Verfügung. Mit dem kulturellen Wertequadrat lässt sich schnell ein möglicher Konfliktherd entschlüsseln und überwinden. Durch die Arbeit mit dem inneren Team wird gezeigt, dass wir alle Anteile an verschiedenen Verhalten in uns haben und es wird das Verständnis darüber geweckt, was die unterschiedlichen Prioritäten im Verhalten und in den Werten bei verschiedenen Menschen auslöst und wie wir kompetent auf sie reagieren können.

Literatur

v. Bose A, Terpstra J (2012): Muslimische Patienten pflegen- Handbuch Betreuung und Kommunikation. Springer, Heidelberg

Haas N, Schnetzer M, Frey M, Tanner C, Kyburz H (2003) Projektarbeit Kontakt-Beziehung: Muslime im Spital. Lernende-Kurs 100 Qiucara, August bis Dezember 2003

http://www.opinio-forschungsinstitut.de/kundenbefragung-zielsetzung.htm

http://www.pentaeder.de/projekte/2009/09/21/die-kulturzwiebel/

Hofstede GH (1991) Cultures and organizations : Software of the Mind. McGraw-Hill, London ,New York

Kumbier D, Schulz v. Thun F (2006): Interkulturelle Kommunikation: Methoden, Modelle, Beispiele. rororo, reinbek

Leininger M (1998) Kulturelle Dimensionen menschlicher Pflege. Lambertus, Freiburg im Breisgau

Maletzk, G (1996) Interkulturelle Kommunikation. Zur Interaktion zwischen Menschen verschiedener Kulturen. Westdeutscher, Opladen

Jeder schaut mit seiner Brille – Stereotype und kulturelle Filter in der interkulturellen Begegnung in Gesundheitsberufen

A. von Bose

A. von Bose, *Bunte Vielfalt – Interkulturelle Zusammenarbeit in Gesundheitsberufen (Top im Gesundheitsjob)*,
DOI 10.1007/978-3-662-43580-9_2
© Springer-Verlag Berlin Heidelberg 2014

2.1   Stereotype

Beispiel

Sie haben es eilig und müssen einen Zug bekommen. Auf der Rolltreppe vor Ihnen steht eine Mutter mit mehreren Kindern, die den Platz versperren. Die Mutter kümmert sich nicht um die Kinder und lässt sie einfach walten. Die Mutter hat ein Kopftuch auf und einen langen Mantel an und sie erkennen unschwer, dass die Familie türkischen Ursprungs ist. Da sie jetzt wegen der Behinderung auf der Rolltreppe unter Stress geraten, möchten Sie sich schnellstmöglich einen Weg verschaffen. Sie rufen also: »Können Sie mich bitte durchlassen?« Die Frau aber nimmt von Ihnen keine Notiz, sie dreht sich nicht einmal um. Was denken Sie jetzt?

▼

Wenn Sie in die Stereotypenfalle getreten sind denken Sie (Antwort 1): »Typisch, eine türkische Frau, die sich einfach nicht um deutsche Regeln schert!«
Wenn Sie sich von dieser ziemlich weit verbreiteten Art zu denken und wahrzunehmen frei gemacht haben, denken Sie (Antwort 2): »Diese Frau hat ihre Kinder nicht im Griff, das ist ärgerlich für mich, da ich nicht vorbeikomme. Wie kann ich an allen vorbeikommen? Ich kann die Kinder zur Seite drängen und dann komme ich durch.«

Sehen Sie den Unterschied in der Wahrnehmung? In Antwort 1 haben Sie aufgrund der äußeren Aufmachung der Frau einen wertenden Rückschluss auf die Kultur der Familie und die fehlende Anpassung an Deutschland gemacht. In Antwort 2 betrachten sie die Situation vorurteilsfrei und von der Metaebene aus ohne eine kulturelle Wertung vorzunehmen. Das in Antwort 2 geschilderte Verhalten birgt neben einer vorurteilsfreien Haltung noch einen Vorteil in sich: Sie lassen negative Emotionen nicht über Ihr Denken siegen und bleiben so auch für sinnvolle Handlungsalternativen offen. In Antwort 1 ist dies weitaus schwieriger, da die Entwicklung von negativen Emotionen in einer stressbeladenen Situation buchstäblich blind für sinnvollen Handlungsalternativen macht. Nicht nur das: Auch die gefühlte Opferhaltung, in der man sich machtlos einer Situation ausgeliefert fühlt, schwächt nachhaltig und man kann davon ausgehen, dass sich im weiteren Verlauf der Stress noch steigert.

Ähnliche Alltagsbegebenheiten erleben wir häufig und wie oft werten wir das Verhalten und schreiben es als »typisch« einer Kultur zu? Woher kommt dieses Wissen eigentlich und noch wichtiger: Was ist eigentlich dran an den sog. Stereotypen, die es übrigens in jeder Kultur gibt und die, wenn sie in ein Vorurteil übergehen eine negative Wertung über Menschen und ihr Verhalten beinhalten?

Sobald ein Stereotyp in unserem Kopf auftaucht, geht es mit einer Wertung einher. Diese muss nicht unbedingt negativ sein. Stereotype können auch positiv sein und Menschen einer bestimmten Kultur als besonders »lebenslustig« (Italiener), »weise« (Chinesen) oder als »gute Liebhaber« (Franzosen) darstellen. Es ist interessant, dass diese Wertungen über andere weltweit auftreten und dass man auch selber immer wieder Opfer dieser unbewussten Glaubenssätze wird. Da Stereotype immer wertend sind und sich auch immer in einer bestimmten Gruppe verbreiten, können wir davon ausgehen, dass die

Stereotype, die wir ungefragt übernehmen, schon als Überzeugung in unseren Köpfen schlummern, bevor wir sie dann in einer Alltagssituation bestätigt finden.

Im Gesundheitsbereich finden wir unsere Stereotype sehr oft bestätigt, da Menschen, die sich in einer gesundheitlichen Notsituation befinden, ohnehin als schwieriger gelten als Menschen, die keine nennenswerten Probleme haben. Patienten mit anderskulturellem Hintergrund werden sich stärker auf ihre Kultur besinnen, als wenn sie gesund sind und auch ihre Familien werden sich, falls ein Familienmitglied erkrankt ist, noch stärker so verhalten, wie sie es als richtig erlernt haben. An dieser Stelle sei nur kurz auf die immer wieder beobachtete Situation der in Gruppen auftretenden Krankenbesuche von Familienangehörigen aus anderen Kulturen hingewiesen. Merkmale von Stereotypen sind unreflektierte Verallgemeinerung und eine willkürliche Kategorisierung, welche die Wahrnehmung der Realität erleichtert. Damit haben Stereotype eine Aufgabe im Leben des Menschen, sie sind normal und dienen der besseren Orientierung im Alltag, was nicht heißt, dass wir sie nicht hinterfragen sollten. Stereotype sind »objektgerichtet« und haben eine bestimmte Intensität. Sie beruhen in der Regel **nicht** auf eigener Erfahrung, sondern auf Überlieferung anderer

Hier eine kleine Testfrage an Sie:

»Was fällt Ihnen spontan zu Schweizern ein?« Ich bin mir recht sicher, dass Ihnen spontan Bilder hierzu einfallen. Und wenn ich Sie jetzt frage:

»Was fällt Ihnen spontan zu dem Bakweri ein?« Hmmmm … wahrscheinlich gar nichts. Sie können keine inneren Bilder, aber auch keine Überzeugungen abrufen, wie bei den bekannteren Schweizern. Warum ist das so? Ganz einfach: ich gehe davon aus, dass Sie bis eben nicht gewusst haben, dass diese Bakweri überhaupt existieren, wo sie existieren, wie sie leben etc. Es kann sich also auch kein Stereotyp in Ihnen zeigen. Hätte ich gefragt: »Was fällt Ihnen zu Westafrikanern ein?« sähe es wahrscheinlich wieder anders aus… Die Bakweri sind eine Ethnie in Kamerun, Westafrika, aber da sie hier sehr unbekannt sind, wissen wir nichts über sie, wir können kein Wissen und keine Überzeugungen über sie abrufen, wie über die Schweizer, die uns als unsere Nachbarn sehr bekannt erscheinen.

❯ Stereotype sind über die Sozialisation vermittelt worden und sie werden über Medien schnell weiterverbreitet. Damit liefern sie Stoff über bestehende Klischees, sind erkennend (kognitive Dimension) sowie immer bewertend und stark emotional besetzt.

Daher sind immer auch gesteigerte und oft negative Gefühle wie Wut, Ärger oder zumindest ein verständnisloses Wundern über das als fremd und damit nicht »richtig« empfundenes Verhalten involviert.

2.2   Stereotype in der zwischenmenschlichen Begegnung

Die Begegnung mit dem Fremden kann, wie schon erwähnt, Faszination oder Angst auslösen. Wie der Kontakt mit fremden Menschen oder Situationen erlebt wird, hängt von der Lebenssituation und der Persönlichkeitsstruktur eines Menschen ab, aber auch von seiner wirtschaftlichen Lage, seinem Bildungsniveau, seinen Denk-und Verhaltensweisen und seinem individuellen Weltbild.

Kulturkontakte werden durch die Globalisierung in einem für die Geschichte einzigartigen Maße vorangetrieben und verstärkt. Im Kontakt mit einer fremden Kultur wird der Einzelne oft mit Verhaltensweisen konfrontiert, die in der eigenen Kultur keinen Platz haben oder auch verdrängt werden. Hier sind v.a. die Bereiche Umgang mit geschlechtsspezifischen Rollen, Hygienevorstellungen, aber auch das direkte Ausdrücken von Körperlichkeit, die in der medizinischen Versorgung von Bedeutung ist, anzusprechen. Eine Reaktion auf das Ansprechen von körperlichen Tabu-Bereichen, etwa von einem gegengeschlechtlichen Arzt, kann einen Kulturschock bei dem Patienten bewirken und ihn in Verhaltensunsicherheit, Angst, Aggression, Isolation oder auch in die komplette Verweigerung der Kommunikation mit den Pflegenden stürzen.

Das Verlassen der Heimat und der Neuanfang in einem anderen Land und in einer anderen Kultur ist oft mit starken Identitätskonflikten für den einzelnen Menschen verbunden. Man verlässt durch die Migration die bekannte kulturelle Welt und muss sich nun auf ganz neue Werte, Normen, Regeln, Sitten und Codes des neuen Landes einlassen. Das ist für niemanden leicht, nicht für Deutsche, die im Ausland leben, und nicht für Migranten, die in Deutschland leben.

Um sich nun Schritt für Schritt dem Thema »kultursensible Pflege« anzunähern, um die Erkenntnisse und Kompetenzen für sich auch nutzen zu können, ist erneut eine grundsätzliche Betrachtung zum Thema »Kultur« nötig. »Kultur« ist ein universelles Phänomen. Alle Menschen leben in einer spezifischen Kultur, haben eine Herkunftskultur und entwickeln diese weiter. Kultur ist kein statisches Gebilde, Kultur ist äußerst dynamisch, sonst wären Veränderung und Fortschritt nicht möglich (▶ Kap. 1).

Von zentraler Wichtigkeit in jeder Kultur sind die Werte und Normen (▶ Kap. 1). Sie sind ein Prioritätensystem, denn je nachdem, welche Werte im Vordergrund stehen, bestimmen sie auch über die ethischen und moralischen Grundvorstellungen in der betreffenden Kultur. Für Außenstehende sind die Werte einer fremden Kultur am schwersten zugänglich, aber sie bilden die beständigsten Elemente von Kulturen. Kommt der Faktor »Angst« hinzu – etwa bei der Angst vor Überfremdung oder Unsicherheit beim direkten Kontakt mit einer neuen Kultur, verzerren sich die Wertvorstellungen und bilden die Grundlage für Vorurteile und massive Missverständnisse. Diese basieren oft auf einer sich selber bestätigenden selektiven Wahrnehmung.

Wir nehmen nur das wahr, was wir sowieso meinen zu wissen und mit unserer Wahrnehmung erklären zu können. Wir bekommen auch Bestätigungen gemäß unseren Erwartungen. Wir kennen das Phänomen der selektiven Wahrnehmung auch aus anderen Bereichen. So ist z. B. bekannt, dass Frauen, die schwanger werden möchten, von dem Moment an, wo sie diesen Wunsch verspüren, sehr viel mehr Schwangere sehen, als vorher. Diese selektiven Wahrnehmungen führen aber immer zu einer Verzerrung der Wirklichkeit – die Realität wird subjektiv und nicht mehr objektiv wahrgenommen.

Verzerrungen in beide Richtungen, die, wenn sie sich auch nur durch tendenzielle Erfahrungen auszeichnet, fördern Vorurteile, verstärken diese und machen eine offene und kultursensible Begegnung unmöglich. Daher kann nicht oft genug betont werden, wie sensibel schon der Erstkontakt gestaltet werden sollte, damit ein solches Verschließen in den gegenseitigen Vorurteilen gar nicht aufkommt.

2.3   In Kürze

- Stereotype sind universell. Jeder hat sie, jeder ruft sie ab, vorausgesetzt er oder sie hat ein gewisses Hintergrundwissen zu einer anderen Kultur. Dieses Hintergrundwissen basiert oft auf dem, was man gelesen oder gehört hat und selten auf eigener Erfahrung.
- Stereotype haben eine verbindende Wirkung. Man kennt seine Kultur und man kennt ihre Regeln und man meint von dort aus andere Kulturen erkennen und einschätzen zu können.
- Fremdes wird mit einer gewissen kulturellen Brille betrachtet und man wertet, das was man erlebt oder sieht mit den Augen seiner eigenen Kultur. Und hier ist das Problem. Diese selektive Wahrnehmung führt nicht zu Verständnis, sondern zur Abgrenzung und Ausgrenzung und zu dem Gefühl von besserer oder schlechterer Kultur (Ethnozentrismus oder Kulturzentrismus).
- Stereotype haben folgende Merkmale:
  - Verallgemeinerung, willkürliche Kategorisierung, welche die Wahrnehmung der Realität erleichtert.
  - Stereotype sind normal und dienen der besseren Orientierung im Alltag.
  - Sie sind »objektgerichtet« und haben eine bestimmte Intensität.
  - Sie beruhen in der Regel nicht auf eigener Erfahrung, sondern auf Überlieferung anderer.
  - Sie sind über die Sozialisation vermittelt worden.
  - Stereotype werden über Medien schnell weiterverbreitet.
  - Sie liefern damit Stoff über bestehende Klischees.
  - Sie sind erkennend (kognitive Dimension) sowie immer bewertend und stark emotional besetzt.

Literatur

v. Bose A, Terpstra J (2012) Muslimische Patienten pflegen – Handbuch Betreuung und Kommunikation. Springer, Heidelberg

Beniers CJM (2005) Managerwissen kompakt: Interkulturelle Kommunikation. Carl Hanser, München

Gavranidou M, Abdallah-Steinkopff B (2007) Brauchen Migrantinnen und Migranten eine andere Psychotherapie? Psychotherapeutenjournal 4: 353ff

Hofstede, GH (1998) Masculinity and femininity: the taboo dimension of national cultures. Sage Publications Leininger, Thousand Oaks, Califorina, USA

Zimmermann E (2000) Kulturelle Missverständnisse in der Medizin – Ausländische Patienten besser versorgen. Hans Huber, Bern

Was macht »die Anderen« eigentlich »anders«?

A. von Bose

A. von Bose, *Bunte Vielfalt – Interkulturelle Zusammenarbeit in Gesundheitsberufen (Top im Gesundheitsjob)*, DOI 10.1007/978-3-662-43580-9_3
© Springer-Verlag Berlin Heidelberg 2014

3.1 »Die Migranten« und »wir«

In Befragungen im Rahmen meiner interkulturellen Sensibilisierungstrainings stelle ich immer wieder zwei Fragen:

1. Wer wird als »Migrant« oder »Mitbürger mit Migrationshintergrund« bezeichnet?
2. Wie viele Freunde und private Kontakte haben Sie mit Menschen mit Migrationshintergrund?

Auf die erste Frage gibt es eine interessante Antwort: Migranten, das sind Menschen aus der Türkei, aus Griechenland, aus Osteuropa und jetzt auch aus Indien. Migranten sind die Menschen, die früher als »Gastarbeiter« bezeichnet worden sind. Auf die zweite Frage gibt es in der Mehrheit eine ernüchternde Antwort: Die meisten Teilnehmer geben an, keine privaten Kontakte zu Menschen mit Migrationshintergrund zu pflegen, es sei denn es handele sich um Kollegen. Dann wird hin und wieder auch privat der Kontakt in Form von Freundschaften gepflegt.

Diese Ergebnisse sind insofern erschreckend, als sie zeigen, wie viel noch getan werden muss, bis der Begriff der »Willkommenskultur« sich in den europäischen Aufnahmeländern auch in den Herzen festgesetzt hat und nicht nur im Kopf. Migranten oder natürlich besser »Mitbürger mit Migrationshintergrund« sind alle Menschen, die in ein Land wie Deutschland, Frankreich, Österreich oder die Schweiz emigriert sind. Menschen, die durch das Verlassen ihrer Heimat ihren Lebensmittelpunkt in einem anderen Land neu aufbauen. Damit sind alle Menschen gemeint, vom europäischen Nachbarn, wie etwa dem Dänen oder Franzosen, der hierzulande arbeitet, bis hin zum politischen Flüchtling, der hier sein Leben neu aufbauen will oder auch Menschen, die wegen einer desolaten Wirtschaftslage in ihrem Heimatland, hier ein neues Leben anfangen. Es handelt sich also **nicht** um einen Ersatzbegriff für den alten Begriff des »Gastarbeiters«.

Der Fakt, dass es nur sehr wenig private Kontakte und Freundschaften mit Menschen mit Migrationshintergrund gibt, wirft viele Fragen auf, die hier den Kontext sprengen würden. Aber die Tatsache an sich ist sehr ernüchternd.

Unterschiedliche Kulturen stellen uns Menschen immer wieder vor grundlegende Verständigungsprobleme. Wie kann man Kulturen unterscheiden, warum ist dies sinnvoll und inwieweit sollte es gemacht werden? Gibt es überhaupt klare Abgrenzungen zwischen den Kulturen und wenn ja, wie sollten diese vorgenommen werden? Öffnen wir mit der Unterscheidung von Kulturen nicht wieder der Standardisierung die Türen? Und wie lebendig sind Kulturen überhaupt?

All diese Fragen begegnen uns in unserem Arbeitsalltag genau dann, wenn wir an einen Patienten oder zu Betreuenden gelangen, der sich »anders« oder eben nicht »typisch deutsch« verhält und damit die Reflektion oder auch das Unverständnis über sein Verhalten herausfordert. Daher stellt sich die wichtigste Frage überhaupt: Wie hilfreich ist es in unserer Praxis, Kulturen zu kategorisieren? Was habe ich als Pflegender oder Arzt davon?

Im Alltag hören wir oft von unterschiedlichen Kulturkreisen, von den Problemen mit »den Migranten«. Bei genauerer Betrachtung betrifft die Gruppe der »Migranten« in der Regel wieder auf Stereotypen. Wir machen Unterschiede in unseren Köpfen bei dem Wort Migrant. Ein dänischer oder amerikanischer Patient wird niemals »Migrant« genannt. Er wird ebenso, wie wir im Ausland genannt werden wollten, gemäß seiner Nation bezeichnet. Er ist der Engländer, Franzose, Amerikaner. Anders ist es aber bei all den Patienten, die fremd und unzugänglich erscheinen. Sie werden als die »Migranten« oder politisch korrekt, als die »Menschen mit Migrationshintergrund« benannt. An sich zeigt dies sehr schön, in welchem festen Schubladendenken wir allzu gerne verhaftet sind. Die Bezeichnungen mögen sich ändern, aber die Haltung dahinter nicht. Die sog. »Migranten« aber mögen diese Klassifizierung nicht sehr gerne hören. Sie möchten auch als individuelle Menschen wahrgenommen werden, die zwar zu einer kulturellen Gruppe gehören, aber definitiv nicht in einen Topf mit allen Gruppen von Fremden geworfen werden.

Wir denken, wir verstehen, wenn sich mal wieder jemand »ganz typisch« verhalten hat, ohne jedoch tiefergreifendes Wissen über andere Kulturen zu haben, was nebenbei bemerkt in dem ohnehin sehr ausgefüllten Pflegealltag auch unmöglich zu verlangen wäre.

Welche Orientierungsmöglichkeiten bleiben aber dennoch um sich einen Überblick zu verschaffen? Gibt es Raster oder Typologien, die im Kontakt mit anderen Kulturen hilfreich sind und die ich als Pflegender anlegen kann und die mir die Unsicherheit im Umgang mit schwierigen fremden Patienten und ihren Angehörigen nehmen können?

3.1.1 Kulturwissenschaftliche Herangehensweise

Ein Blick auf die Erkenntnisse aus den Kulturwissenschaften hilft hier weiter. Kulturwissenschaftler bezeichnen Kultur heute als ein umfassendes Lebensmuster, das den gesamten Alltag durchdringt und das Verhalten des einzelnen Menschen in Beziehung zu seiner kulturellen Gruppe betrachtet.

Sitten, soziale Institutionen, Werte und Normen aber auch Symbole, Kunst und Architektur spiegeln eine Kultur wider. Ein wichtiger Kritikpunkt an dem Begriff »Kultur« ist, dass er festgeschrieben und als unüberwindbare Distanz verstanden werden kann, was er niemals sein darf. Um diesem Missbrauch des Begriffs vorzubeugen, seien hier die wichtigsten Merkmale von Kultur aus der Sicht der Kulturwissenschaften vorangestellt:

- Kultur ist nicht statisch! Man kann Kultur nicht als ein unveränderliches Gebilde verstehen, denn der Kulturwandel ist ein permanenter Faktor der menschlichen Zivilisation.
- Jede Kultur ist durch Vermischung geprägt. Verschiedene Völker oder Volksgruppen und Angehörige von verschiedenen Generationen formen ein heterogenes Bild innerhalb einer Kultur.

— Die einzelnen Mitglieder von Kulturen bleiben auch vor dem
   Hintergrund der kulturellen Betrachtung eigenständige Individuen. Sie sind somit keine Objekte einer Kultur, sondern
   eigenverantwortlich entscheidende Persönlichkeiten, die ihre
   Lebenswelt gestalten, sich an ihrer Kultur reiben, sich mit ihr aus-
   einandersetzen, sich an sie anpassen oder sich gegen die vorherrschenden Rahmenbedingungen ihrer Kultur wenden können.

Die sichtbare Ebene von Kultur ist nicht die bedeutendste, der größte
und wichtigste Teil einer kulturellen Prägung liegt außerhalb der
Wahrnehmung oder der Bedeutung eines Kulturfremden. Sie liegt oft
im »Unsichtbaren« und bleibt auch lange damit für Kulturfremde ver-
borgen. Kultur ist in ihrem weitesten Sinn das, was das Gefühl des
Fremdseins auslöst, wenn man sich in einer anderen Kultur aufhält. Sie
umfasst alle jene Überzeugungen und Erwartungen, wie Menschen zu
sprechen und sich zu verhalten haben. Diese sind als Resultat sozialen
Lernens eine Art zweiter Natur für den Einzelnen geworden.

Kultur bedeutet ein sicheres Orientierungssystem für alle Mitglieder einer speziellen Gruppe. Es wird erlernt, überliefert und
weitergegeben. Die erlernten kulturellen »Codes« beeinflussen das
bewusste und das unbewusst gesteuerte Verhalten des Einzelnen. Es
ist ein zentrales Bedürfnis des Menschen, sich in seiner Welt orientieren zu können. Kulturelle Codes und das Festhalten an den erlernten kulturellen Verhaltensweisen und Regeln helfen ihm dabei.

Eine aussagekräftige und vielzitierte Definition des Kultur-
begriffes lautet (Hofstede, 1998):

》 Kultur ist eine kollektive Programmierung des Geistes.

Wenn man mit Mitgliedern einer Gruppe zusammen ist, die die
eigene Kultur teilen, muss man nicht andauernd sein Verhalten und
seine Überzeugungen in Frage stellen, denn viele Grundüberzeugungen stimmen auch mit denen von vielen anderen Mitgliedern der eigenen Kultur überein. Zumindest folgt jede Kultur ihren
eigenen kulturellen Regeln, die anerzogen und individuell erworben
wurden.

Alle Mitglieder einer Kultur sehen die Welt in ähnlicher Weise
und alle wissen im Großen und Ganzen, was von jedem Einzelnen
in der Gesellschaft erwartet wird. Jedoch einer fremden Gesellschaft
direkt ausgesetzt zu sein und auf völlig neue kulturelle Muster zu

stoßen, die lange nicht erklärbar sind, verursacht im Allgemeinen ein störendes Gefühl der Desorientierung und Hilflosigkeit.

3.1.2 Müssen wir andere Kulturen kennen?

Patienten aus anderen Kulturen realisieren sehr wohl, dass in der neuen Kultur andere Regeln, Sitten und Gebräuche gelten, aber, da sie sich oft nicht sehr gut in der neuen Kultur auskennen, bleiben eben diese Regeln fremd und verursachen immer wieder Angst und Unsicherheit. Hier wird wieder deutlich, warum der Integrationsgedanke für alle Beteiligten so wichtig ist. Nur wer sich sicher in einer neuen Kultur bewegen kann, schafft es, die kulturellen Unsicherheiten abzubauen und Souveränität auch in der neuen Kultur zu erlangen.

Für die Pflegenden gilt übrigens dasselbe: Zu wissen, dass Patienten aus anderen Kulturen anders als gewohnt reagieren können, bedeutet noch nicht, dass man weiß, wie dieses »andere« Verhalten konkret aussehen wird oder wie man adäquat auf dieses andere Verhalten reagieren soll. Das Problem, das in Pflegesituationen oft entsteht ist, dass von den Pflegenden verlangt wird, zu wissen, wie sie sich professionell zu verhalten haben, aber auch genau dieses professionelle Verhalten, was uns als Angehörigen der deutschen Kultur bekannt ist, kann auf Widerstände oder vermeintliche Widerstände, zumindest aber auf Unverständnis oder Unwillen bei Patienten aus anderen Kulturen führen.

■ Kultursensible Pflege

Die zentrale Frage, die sich hieraus ergibt, lautet: Wie viel Wissen über andere Kulturen müssen Pflegende denn heute haben, wenn sie ihren Beruf mit der gewohnten Professionalität ausführen wollen? Und welche Kulturen sollten ihnen bekannt sein? Hier können unseres Erachtens nur die Konzepte der kultursensiblen oder transkulturellen Pflege greifen:

- Die Kultur an sich als Phänomen mit der größtmöglichen Empathie und Aufmerksamkeit betrachten,
- sich über die eigenen kulturellen Verhaltenssubtilitäten bewusst sein und
- es schaffen, von dort aus offen und voller echter emotionaler Anteilnahme auf den »fremden« Patienten zuzugehen.

Die speziellen Fähigkeiten und Kompetenzen, die Pflegende hierzu brauchen, sind nicht in Rezeptbänden mit generalisiertem Wissen über andere Kulturen, wie sie auf dem Markt zahlreich zu finden sind, zu vermitteln. Dieses Wissen kann lediglich eine Basis darstellen, von der aus das Bewusstsein für fremdes Verhalten überhaupt erklärbar sein kann. Kultur ist nun mal ein sehr schwer klar zu umgrenzendes Konzept, das nicht unveränderlich und festzulegend seine Kulturangehörigen bestimmt. Sie ist ja auch nicht der einzige Faktor, der das individuelle Verhalten eines Patienten festlegt. Lebensumstände, psychischer Status, ökonomische Situation, Bildungsniveau, Religion und letztlich der persönliche Charakter bestimmen das Verhalten des einzelnen Patienten ebenso, egal, ob er nun aus einem fremden Kulturkreis kommt oder aus dem bekannten.

Wenn wir dieses Wissen auf die spezielle Situation eines kulturell fremden Patienten im Klinikalltag anwenden, erkennen wir sehr schnell, dass der Aufenthalt in einer stationären Einrichtung den Kranken recht unmittelbar in eine andere, bislang ganz unbekannte Lebenswelt hineinbringt, für die er sich in seinem Alltagsleben noch Muster zurechtlegen konnte, die aber in der besonderen neuen Situation nicht mehr greifen. Konkret bedeutet dies: In seinem Alltagsleben mag der Patient seine gewohnte Lebensform mit den anderen Mitgliedern seiner Kultur durchaus weiterleben und weitergeben – in der Klinik ist er plötzlich in die deutsche Lebenswelt hineingeraten, und dies meist unfreiwillig. Nur Patienten, die sich in der völligen Anpassung an die neue Kultur üben, dürften äußerst entgegenkommend und offen sein für den deutschen Pflegealltag und jederzeit versuchen sich anzupassen. Die anderen Patienten, die sich schon im Alltag nicht gut in die deutsche Kultur integrieren konnten, können Verhaltensmuster von Apathie bis hin zu aggressiver Verweigerung gegenüber einzelnen Pflegenden oder bestimmten Pflegemaßnahmen an den Tag legen.

■ Krankheit bei Migranten

Aus der Begleitliteratur zum Thema Krankheit bei Migrantenpatienten können wir herauslesen dass bei Migranten eine starke Empfindsamkeit angenommen wird, ein häufiges Auftreten von depressiven Verstimmungen und anderen psychosomatischen Störungen. Hinter den quasi diagnostischen Begriffen »Mamma-mia-Syndrom«, »Ganz-Körper-Schmerz-Syndrom« »Heimwehkrankheit« oder »Gastarbeitersyndrom«(Leyer 1991; Zimmermann 2000) verbirgt sich Ratlosigkeit und Unverständnis von medizinischer Seite in Deutschland, das sich seit Ende der 1960er Jahre durch die Fachliteratur zieht. In den 1980er Jahren folgten empirische Studien zum Zusammenhang von »migrationsspezifischem« Stress und Gesundheit (Gavranidou u. Abdallah-Steinkopf 2007), welche wieder die Faktoren Kulturschock und kulturelle Unterschiede zumindest im Sprachausdruck komplett ignorierten. So konnte sich bis in die jetzige Zeit eine gewisse Ohnmacht gegenüber den fremdkulturellen Äußerungen und Befindlichkeiten ziehen, unter der die deutschen Pflegekräfte in ihrem Pflegealltag leiden müssen – denn bis heute gibt es keine hinreichenden Erklärungsmuster, die von der Basis her konkrete Tipps und Hilfestellungen für die Pflegekräfte anbieten. Der Grund ist einerseits im Fehlen von praxisnaher Literatur begründet, die konkrete Erklärungen liefert und sich trotzdem sensibel diesem komplexen Thema annähert. Aber mit der tiefgreifenden Kenntnis des gesellschaftlichen und kulturellen Hintergrundes der Herkunftskultur der Erkrankten, die unbedingt eine Einbeziehung der aktuellen ethnologischen und soziologischen Erkenntnisse voraussetzt, lassen sich diffuse Krankheitssymptome und Verhaltensauffälligkeiten bei Patienten mit Migrationshintergrund ausmachen und besser erklären.

Migration ist nicht von vornherein »gesundheitsgefährdend«, es kommt auch hier wieder auf die Einzelfallbedingung im sozialen Umfeld an. Migranten, die ihren Lebensstandard durch die Migration deutlich erhöhen konnten, sind auch weniger krankheitsanfällig. Migration ist v. a. dann mit körperlichen und psychischen Erkrankungen verknüpft, wenn auch die Lebensbedingungen erschwert sind. Dies ist in erster Linie der Fall, wenn das Leben von Armut, Arbeitslosigkeit, Perspektivlosigkeit oder Isolation gekennzeichnet ist. Die Situation der türkischen Patienten kann interessanterweise unter der Stressbelastung einer Erkrankung große Verwunderung bei den Pflegenden auslösen, da die Patienten oft kaum bereit sind, deutsch zu sprechen, obwohl sie z. T. seit Jahrzehnten in Deutschland leben. Was liegt dem zugrunde und was bestimmt die Gefühle und Überzeugungen des Menschen?

Ein Mensch wird immer in eine Kultur hineingeboren und nimmt diese durch seine Umwelt und Erziehung von Anfang an direkt auf. Die Frage nach den grundlegenden Werten einer Kultur ist für den Einzelnen meistens nur schwer zu beantworten – dennoch werden diese grundlegenden Werte zumeist als vorgegebene Wahrheiten akzeptiert, ja der Einzelne ist sogar oft im Glauben, er bilde sich sein eigenes und individuelles Weltbild – ganz unabhängig von anderen Mitgliedern seiner Gesellschaft. Um die grundlegenden kulturellen Werte konsequent abzulehnen ist das »rebellische« Abtauchen in Subkulturen ein Weg – meist von Jugendlichen – die aber gewöhnlich später, wenn die Zeit der Rebellion vorbei ist, wieder in die Ursprungskultur zurückzukehren. Oder das »going native« von Menschen, die ausgewandert sind oder im Ausland arbeiten oder sich verheiratet haben. »Going native« ist der Versuch, sich mit einer neuen Kultur völlig zu identifizieren, da man mit der Herkunftskultur seine persönlichen Schwierigkeiten hatte und daher nun versucht sich an eine andere Kultur überanzupassen.

■ Kulturelle Programmierung

Empirische Untersuchungen von Kulturwissenschaftlern zeigen immer wieder, wie stark verinnerlicht die kulturellen Prägungen doch sind, obwohl wir alle denken, dass unsere Entscheidungen mehr auf unserem eigenen Willen beruhen als auf unserer kulturellen Prägung. Dem ist aber definitiv nicht so.

Da sich die meisten Menschen ihr Leben lang nur innerhalb einer kulturellen Gruppe bewegen und eine Auseinandersetzung mit einer anderen Kultur, wenn überhaupt, nur oberflächlich stattfindet, wird die eigene »kulturelle Programmierung« auch nur selten in das Bewusstsein gerückt. Kulturelle Programmierungen werden durch die Erziehung auch nur indirekt weitergegeben, sodass man sich über die Grundzüge der eigenen Kultur und die Hintergründe der individuellen Haltung gegenüber der eigenen Kultur nicht bewusst ist. Der Mensch verhält sich so, wie er es gelernt und verinnerlicht hat, und er interpretiert alle Vorkommnisse entsprechend seiner kulturellen Programmierung. So wird z. B. das Verhalten von »Ausländern« überall oftmals als einfach »komisch« oder »nicht zu verstehen« abgetan, da es nicht mit der vorhandenen kulturellen Programmierung zu interpretieren ist und damit auch unverständlich wirkt.

Eine direkte Konfrontation und offene Auseinandersetzung mit einer anderen Kultur wird daher zumindest unbewusst als »gefährlich« eingestuft, denn sie kann das gesamte, als individuell empfundene Wertesystem bis in die Grundfesten erschüttern und kann das

Hinterfragen dieser Grundwerte herausfordern. Gehört man einer Wir-Gesellschaft an, ist es sogar noch gefährlicher, da eine Hinterfragung der kulturellen Grundwerte und Verhaltensmuster zu Auseinandersetzungen bis hin zur Ächtung und Bestrafung durch andere Kulturangehörige der Herkunftskultur führen kann. Es erscheint daher zumindest verständlich, dass viele Menschen diese Konfrontation eher vermeiden, und sich in die »Sicherheit« und Vertrautheit der eigenen Kultur zurückziehen.

❯❯ Vor diesem Hintergrund wird noch einmal klarer, warum die oft geäußerte Forderung nach der »Anpassung« an unsere Kultur nur sehr oberflächlich ist, an den kulturellen Realitäten vorbei geäußert wird und letztlich auch so einseitig gar nicht funktionieren kann.

Dennoch: Die Auseinandersetzung mit der eigenen Kultur und die Konfrontation mit den neuen und erlernten kulturellen Werten sind für Menschen unvermeidbar, die in einem anderen Land für einen längeren Zeitraum leben. Mit der Zeit kann dann in die neue Kultur immer tiefer eingedrungen werden, Muster können erkannt und zugeordnet werden. Eine Anpassung wird dann möglich, wenn sich möglichst viele Überschneidungssituationen mit der eigenen Kultur ergeben und wenn sich möglichst viele Gemeinsamkeiten finden lassen.

Dieser Prozess der Anpassung an eine neue Kultur ist individuell verschieden. Die Zeit, die benötigt wird, um sich zurechtzufinden, kann ebenso wie die Offenheit für das Einleben in die neue Kultur sehr unterschiedlich sein. Es gibt Menschen, die sich mit dem Eintauchen und Verstehen in die neue Kultur leicht tun, aber es gibt auch andere, die sich auch nach Jahren in einer anderen Kultur noch nicht eingewöhnt, nicht angepasst und nicht integriert haben.

Aus den Antworten amerikanischer Teilnehmer zu den Themengebieten »Gesundheit und Wohlbefinden« konnte der Anthropologe Clotaire Rapaille, der sich mit den gefühlsmäßigen Bedeutungen von kulturellen Werten beschäftigt, den Code »Bewegung« herausfiltern. Amerikaner halten sich nur dann für gesund und leistungsstark, wenn sie genug Kraft haben, etwas zu tun. Körperliche Bewegung gibt ihnen die Bestätigung, gesund zu sein. Japaner denken und fühlen dazu im Gegensatz in eine ganz andere Richtung: Gesundheit ist für Japaner in erster Linie eine Verpflichtung gegenüber dem persönlichen Umfeld.

Auf die anderskulturellen Patienten bezogen wäre es sehr spannend, die tieferen emotionalen Gefühle zu Gesundheit und Krankheit entschlüsseln zu können. Leider gibt es hierzu noch kein Material und alles, was wir heute wissen, ist, dass z.B. im islamischen Kontext Krankheit enger mit religiösen oder spirituellen Gefühlen verknüpft ist. Tiefer liegende Erkenntnisse haben wir aber noch nicht darüber, so wie Rapaille sie für seine Entschlüsselungen zugrunde legen kann. Spannend ist in dieser Hinsicht die Frage: Sagen uns zum Beispiel anders kulturelle Patienten wirklich, was sie fühlen, oder halten sie ihre Gefühle zurück, da wir nicht die gleichen kulturellen Codes haben?

Wir alle werden von Codes geprägt und die sind kaum zu verändern, das ist die vielleicht wichtigste Erkenntnis aus Rapailles spannender Arbeit. Kulturelle Codes sind auf allen tieferen emotionalen Ebenen wirksam. Sie prägen unser Verhalten bezüglich aller Alltagsgewohnheiten und Einstellungen.

3.2   Die Bedeutung von Zeit

Beispiel

Frau Angelika Kaiser hat sich entschlossen als Stationsleiterin in einem neu gebauten Krankenhaus in Westafrika zu arbeiten. Sie ist offen für neue Erfahrungen und wollte schon immer mal im Ausland arbeiten. Die Begehung des neuen Krankenhauses hat ihre Erwartungen weit übertroffen und sie ist voller Vorfreude auf die neue Arbeit. Der erste Eindruck von ihren neuen Kollegen ist sehr gut, in einem inoffiziellen Treffen hat der Krankenhausleiter Dr. med. Ekwang Mbu alle miteinander bekannt gemacht.

Angelika Kaiser soll die Station für Innere Medizin zusammen mit ihrem Kollegen John Atanga leiten. John Atanga ist aufgeschlossen, dynamisch und scheint sehr kompetent, so ist das Urteil Angelika Kaisers nach der ersten Begegnung. Sie freut sich auf die Zusammenarbeit mit ihm und den anderen Kolleginnen und Kollegen.

Der erste Arbeitstag kommt. Angelika Kaiser hat sich um punkt 8.00 Uhr morgens mit John Atanga verabredet um die anfallenden Arbeiten und Tätigkeitsgebiete mit ihm zu besprechen und aufzuteilen. Etwas

▼

aufgeregt erscheint sie um 7.45 Uhr. Um 8.00 Uhr ist sie noch allein. Um 8.15 Uhr denkt sie schmunzelnd: »Das akademische Viertel ist wohl auch hier ungeschriebenes Gesetz.« Um 8.30 Uhr wird sie langsam ungeduldig, um 9.00 Uhr ist sie sichtlich nervös – von Atanga keine Spur. Angelika Kaiser fühlt sich alleine gelassen. Sie versucht sich in der Station alleine zurechtzufinden. Sie fragt jeden, der ihr begegnet, wo denn wohl ihr Kollege bliebe. Die Schwestern und Ärzte antworten nur mit Achselzucken, richtig zu stören scheint es jedoch niemanden. Um 12.15 Uhr kommt Atanga strahlend auf die Station und begrüßt die sichtlich betroffene Angelika Kaiser herzlich.

Sie fasst das alles nicht. »Mann, wo waren sie denn die ganze Zeit, ich warte schon seit Stunden auf sie!«, fährt sie ihn dann aufgeregt an. Atanga lacht und erklärt, dass er seinen Onkel getroffen habe, der gerade auf der Durchreise sei. Dies sei natürlich ungeheuer wichtig! Angelika Kaiser schluckt und denkt sich: »Wie kann das wichtiger sein als der pünktliche Arbeitsbeginn? Das hat doch alles Zeit für später.« Vollends verwirrt ist sie dann aber, als Atanga ihr lachend erklärt: »Das lernst du noch, das ist unsere afrikanische Zeit!«

Mit dieser kleinen Fallgeschichte möchte ich Sie in die Wahrnehmung von Zeit einstimmen, die sich kulturell sehr voneinander unterscheiden kann (Abb. 3.1). Wenn wir Angelika Kaiser und John Atanga betrachten, liegt die Frage nahe: »Wer hat denn nun Recht…. Frau Kaiser oder Herr Atanga?« Und gleich darauf können wir uns fragen, ob es eine kulturell bestimmte andere Wahrnehmung von Zeitprioritäten geben kann und wie wir ggf. damit umgehen sollten.

Wie unterscheiden sich die beiden in ihrer Wahrnehmung der Zeit? Welche Kriterien sind für Angelika Kaiser, welche für John Atanga wichtig? Aus welchen Gründen und mit welchen Zielen? Welche Gefühle sind bei den Beteiligten im Spiel? Gerade dieser letzte Punkt ist wichtig, denn die unterschiedlichen Gefühle nachzuvollziehen, die bei den beiden vorherrschen, führt zu mehr grundlegender interkultureller Kompetenz.

Das Fallbeispiel zeigt eine völlig unterschiedliche Wertigkeit des Zeitbegriffs der beiden Personen. Während Angelika Kaiser fest an ihren Zeitpunkten festhält und eine Aufgabe nach der anderen effizient erledigen möchte (monochroner Zeitbegriff), erledigt John Atanga auf dem Weg zur Arbeit verschiedene andere Dinge, die für

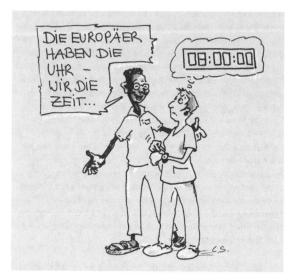

□ **Abb. 3.1** Bedeutung von Zeit

ihn zunächst einmal wichtiger sind (polychroner Zeitbegriff). Es ist für ihn wichtiger seinem Onkel seine »Zeit zu schenken« als auf die Minute pünktlich an der Arbeit zu erscheinen. Der Onkel repräsentiert in der Familie einen sehr wichtigen Bezugspartner und da die Gesellschaft in Westafrika eher kollektiv orientiert ist als individuell, steht im Vordergrund der Prioritätenwahl immer der Wunsch, Menschen, die zur Wir-Gruppe gehören, wie Familienmitglieder, nicht zu enttäuschen und ihnen immer uneingeschränkte Aufmerksamkeit zu zollen. Anderes ist für Atanga gar nicht denkbar, obwohl man als Deutscher genau anders herum argumentieren würde: Hier wird es als ein Verstoß gegen die Arbeitsmoral betrachtet, wenn man persönliche Prioritäten (wie die Familie) vor seine Arbeitsaufgabe stellt ohne dass ein ausreichender Grund, wie etwa eine Erkrankung der Kinder oder des Partners, vorliegt.

Zeiteinteilung bestimmt unser Leben. Unsere sozialen Beziehungen, unser Handeln, unsere Freizeit und ganz besonders unser

Arbeitsleben wird von dem Faktor Zeit bestimmt. Zeit gibt unserem Leben Struktur. Zeitmanagement, Zeitplanung und Zeiteinteilung, dies sind alles Begriffe, die über die Sprache vermitteln, wie die westlichen Aufnahmekulturen mit dem Begriff »Zeit« umgehen. Zeit muss einteilbar und planbar gemacht werden oder mit anderen Worten: die Zeit muss in den westlichen Industrienationen dem Menschen und seinen Bedürfnissen untergeordnet werden. Andere Kulturen haben gegenüber dem Zeitbegriff eine ganz andere Haltung. Flexibilität im Umgang mit Zeit steht überall dort im Vordergrund, wo die Prioritäten anders gesetzt werden und man eher im Zeitablauf »mitschwimmt« als ihn stetig planen zu wollen. Natürlich liegt nahe, dass diese unterschiedlichen Prioritätensetzungen sich direkt auf das Verhalten auswirken.

Zeit hat im Gesundheitswesen eine besondere Wichtigkeit. Stichworte wie Zeitmangel, Dokumentationsdruck, Stress und Überbelastung zeigen welcher emotionale Wert dem abstrakten Begriff Zeit in Deutschland beigemessen wird. Im interkulturellen Kontext verstärkt sich diese Dynamik noch einmal. Laut Hofstede (2001), dem wohl bekanntesten Vertreter des Konzepts über die Kulturdimensionen gehört das Erleben, der Umgang mit und die Bewertung von Zeit zu den wichtigsten Kulturdimensionen.

Pünktlichkeit stellt in der Pflege/Medizin einen hohen Wert dar. Dies drückt sich auch im Kommunikationsideal aus. Gerade in der Kommunikation mit Menschen, die indirekt kommunizieren, führt dies häufig zu Verunsicherung oder Verärgerung. »Drücken sie sich klarer aus!« oder »Kommen Sie doch zur Sache!« hören sowohl Patienten aus dem Ausland als auch Pflegekräfte und Ärzte, die aus einer anderen Kultur stammen in Dienstbesprechungen und Teamsitzungen. Oft werden sie mit diesen Vorwürfen konfrontiert, wenn sie sich mehr Zeit für eine konstruktive Beziehung mit dem Patienten oder den anderen Teammitgliedern nehmen. Da insbesondere Ärzte und Stationsleitungen als Führungskräfte mit Controlling, Dokumentation, Planung, Organisationen und Entscheidungen beschäftigt sind, ist es nicht verwunderlich, dass sich der Wert der Zeit in ihrer Kommunikation wiederspiegelt. Für diejenigen Menschen aber, die mehr Wert auf die Pflege von Beziehungen legen, bedeutet das starre Festhalten an Pünktlichkeit und Effizienz negative Begriffe wie Aktionismus und Kurzfristigkeit. Führungskräfte in der Gesundheitspflege sind es gewohnt Prozesse zügig zu entscheiden und selber die

Initiative zu ergreifen. Dabei ist es gerade im Bereich der medizinischen Pflege sehr wichtig emotionale Situationen tiefer wirken zu lassen und damit für Sicherheit beim Patienten oder im multikulturellen Team zu sorgen.

Ärzte und Mitarbeiter aus anderen Kulturen können im Umkehrschluss lernen, sich in ihrer Beziehungsherstellung einzuschränken und sachlicher zu kommunizieren, was die Gesprächsdauer wesentlich abkürzt und schneller zu einem faktischen Ergebnis führt. Idealerweise lernen in multikulturellen Teams alle voneinander und entwickeln eine eigene Form der Betrachtung von Pünktlichkeit, Zeit, Beziehungsherstellung und Pflege.

Gerade der Faktor »Zeitverständnis« scheint am Anfang der interkulturellen Kompetenzerweiterung nur schwer nachvollziehbar. Wie kann denn das Zeitverständnis kulturell unterschiedlich sein? 60 Minuten sind schließlich eine Stunde, 24 Stunden ein Tag, 365 Tage ein Jahr. Was gibt es denn an diesen festen Fakten zu verstehen? Ein afrikanisches Sprichwort lautet

» Die Europäer haben die Uhr – wir haben die Zeit.

Mich bringt dieses Sprichwort zum Lächeln, erinnert es mich doch an meine Zeit in Kamerun, in der das unterschiedliche Zeitverständnis zwischen deutschen Entwicklungshelfern und kamerunischen Mitarbeitern ständig auf dem Prüfstand waren. Wer durch das Leben in einer anderen Kultur einmal erlebt hat, wie sich die polychrone Zeitauffassung auf alle Bereiche des Lebens auswirkt, versteht langsam, dass das Verständnis von Zeit und Pünktlichkeit sehr kulturabhängig ist.

3.3   Geschlechterrollen

In besonders traditionell orientierten Kulturen, die sich über große Regionen Südeuropas bis Osteuropas erstrecken taucht oft ein ganz gravierendes Problem im Umgang mit den Patientinnen auf. Das Problem: Die Dominanz des Ehemanns überwiegt oft, sodass die Patientin nicht zu eigenen Wortäußerungen kommt. Oft wird die Sprache deutsch durch das zurückgezogene Leben im häuslichen Bereich, nur unzureichend gesprochen. Die Fähigkeit, konkret über das körperliche Befinden zu reden, ist nicht gegeben – teils aus Unwissen, teils aus Scham, teilweise weil der ganze weibliche Körper ein ausgesprochener Tabubereich ist. Wie kann man ein Gespräch führen, wenn dies scheinbar so erschwert ist? Wir haben das klare Ziel, die Patientin zu verstehen und dazu zu bringen, dass sie sich auch klar äußert. Da wir in höchstem Maße an die Eigenverantwortung glauben, stößt ein traditionelles Kommunikationsverhalten über den Ehemann zunächst einmal auf Ablehnung. Das Ziel in unserer Gesundheitspflege ist: Die Patientin soll sich jeder Zeit frei äußern können. Welche Maßnahmen können nun ergriffen werden, um die Patientin zu stärken und eine erfolgreiche Kommunikation zu gewährleisten?

- Ein Weg kann es sein, dass der Ehemann sowohl bei körperlichen Untersuchungen als auch bei diagnostischen Gesprächen nicht anwesend ist.
- Für die muslimische Patientin sind in erster Linie weibliche Ärztinnen und Gesundheitspflegerinnen zuständig, wenn dies der Klinikalltag erlaubt.
- Eine Dolmetscherin ist für die Patientin jeder Zeit erreichbar.
- Der Ehemann hat das Recht, sich beim Fachpersonal über den Genesungsprozess zu erkundigen. Darüber wird er schon im Eingangsgespräch, das in seiner Anwesenheit und an ihn gerichtet geführt wird, aufgeklärt.

3.3.1 Ordnung sozialer Beziehungen in einer Familie

Die Struktur in traditionellen Familien zeigt eine klare Struktur mit klaren Rollenzuweisungen. Dementsprechend ist eine Frau in ihrem Leben je nach Lebensphase in einer jeweils anderen Rolle. Sie wird von Kindheit an auf ihre Rolle als Frau und Mutter vorbereitet und wächst nach der Menopause in eine andere Rolle hinein, die Rolle des Familienoberhaupts oder der Matriarchin. Die Ehre eines Menschen in traditionell ausgerichteten Kollektivkulturen wird durch die Meinung der Gesellschaft von ihm bestimmt.

Die Ehre einer traditionellen Frau hängt davon ab, ob sie z. B.

- …sich selbst und ihre Intimsphäre schützt, d. h. sie soll sich nicht zum Lustobjekt machen (in islamischen Kulturen wird dies sichtbar durch Schleier und Kopftuch). Aufgrund dieses Ehrverständnisses ist es möglich, dass die Schuld an einer Vergewaltigung bei der Frau gesucht wird anstatt beim Täter.

- … die Familie u. a. durch ihre mütterliche Wärme zusammenhält und dadurch die (emotionale) Bindung der einzelnen Familienmitglieder festigt.
- … Sorge für die Anerkennung und Beachtung der Ordnungsstruktur innerhalb der Familie trägt.
- … den sozialen Kontakt der Familie nach außen (zur Solidaritätsgruppe, Verwandten, Bekannten, Nachbarn etc.) pflegt. Die soziale Einbindung oder auch Isolation einer Familie kann maßgeblich von der Frau bestimmt werden. Außerhalb der Familie versteckt sich die Frau hinter ihrem Mann, aber im Haus ist oft (nicht immer!) sie die stützende Kraft der Familie.
- … sorgfältig und verantwortungsbewusst wirtschaftet und die Familie nicht in den wirtschaftlich-sozialen Abgrund treibt.

Wenn die Rolle von der Frau nicht angenommen wird oder werden kann, bricht das System zusammen – zumindest ist die Angst vor dem Auseinanderbrechen der Familie sehr groß.

Die Rollen von Männern in traditionellen Kollektivkulturen:
- Verteidigung von Mutter und Schwester, sofern die Rolle erfüllt wird; Bekämpfung der Frau, sobald diese die Rolle verweigert. Aus dieser Haltung heraus resultiert auch der sog. »Ehrenmord«.
- Kontrolle über das richtige Verhalten aller Familienmitglieder.
- Pflicht für die Kernfamilie und Mitglieder der Solidaritätsgruppe zu sorgen.
- Arbeitslosigkeit ist eine Katastrophe für das Selbstwertgefühl und zieht Konflikte nach sich.
- Schutz seiner Intimsphäre. Dies ist ein weniger ernstgenommenes Gebot, aber Sexualität wird als wichtiges, mit Verantwortung verbundenes Thema betrachtet.
- Zusätzlich muss der Mann auch die Intimsphäre seiner Familie schützen und die sexuelle Integrität der Familienmitglieder garantieren.
- Wenn die Frau die ihr zugedachte Rolle ablehnt, kann die Tradition u. U. nur mit Gewalt durchgesetzt werden.

Der Mann ist Beschützer, die Frau ist Schützling, egal in welcher beruflichen, altersmäßigen oder sonstigen Hierarchie sie zueinander stehen. In traditionellen Kollektivkulturen ist eine sexuelle

Selbstbestimmung nicht möglich! Die Sexualität des Einzelnen steht immer unter der Kontrolle der Familie. Dies ist ein klarer Gegensatz zum Rollenverständnis in der Individualgesellschaft, in dem die Gleichheit, Emanzipation und die Selbstbestimmung sehr wichtige soziale Werte darstellen.

Das folgende Fallbeispiel zeigt einen solchen typischen Rollenkonflikt zwischen den Werten der Individualkultur in Deutschland und den traditionellen Geschlechterrollen aus der türkischen Herkunftskultur.

Beispiel

Die neue Klasse der staatlichen Gesundheitspflegeschule Am Teich in einer Kleinstadt in der Pfalz soll eine Fahrt zusammen unternehmen. Es soll zum besseren gegenseitigen Kennenlernen die Solidarität gefördert und gestärkt werden. Begleitet wird die Klasse von dem Klassenleiter H. Lembke und der medizinischen Ausbilderin im Bereich der Gerontologie A. Müller. Die Klasse besteht aus 14 jungen Frauen und 17 jungen Männern. Frau Yesim Yildirim hat eine 16-jährige Tochter Hayat in dieser Klasse. Die Mutter möchte nicht, dass die Tochter mit auf die Fahrt geht. Sie schickt ihren Mann Ahmet vor, dies bei der Ausbilderin durchzusetzen. Während des Gesprächs mit Frau Müller bleibt sie völlig unbeteiligt neben ihrem Mann sitzen und äußert sich nicht in dem Gespräch. Sie lässt nur ihren Mann verhandeln. Aber im Vorfeld hat Frau Yildirim ihrem Mann klare Anweisungen gegeben, wie er mit Frau Müller zu reden habe, damit die Familie nicht in die Gefahr des Ehrverlusts kommt, dadurch dass die Tochter ohne familiäre Kontrolle an einer Klassenfahrt mit jungen Männern aus ihrer Klasse teilnimmt, was der Familienvater auch genauso kommuniziert. Interessant ist hierbei v. a. eines: Während des ganzen Gesprächs wirkt Frau Yildirim so, als ob sie kein Deutsch verstünde und sie steht durch dieses Verhalten nicht in dem Gespräch zur Verfügung. Dennoch leitet sie das Gespräch sozusagen auf eine übergeordnete Weise an.

Junge Frauen aus traditionellen Kulturen befinden sich in einem fortwährenden Konflikt zwischen den Werten der Herkunftskultur und den Werten der Aufnahmekultur. Sie stehen z. T. unter Bewachung durch ihre Brüder, die sogar wenn sie jünger sind die Kontrolle über ihre Schwestern übernehmen. Junge Frauen fühlen sich oft großem Druck durch zwei Kulturen ausgesetzt. Aber auch junge

Männer haben unter der Doppelmoral zu leiden, nach der sie einerseits den Traditionen folgen müssen, andererseits bleiben sie nicht unberührt vom Freiheitsgedanken der westlichen Welt.

3.3.2 Die Frau im Zentrum der Familie – Rechte und Pflichten im Islam

Die islamische Gesellschaft hat einen strengen Verhaltenskodex, der auf die Gesetze des Korans und die seit Jahrhunderten überdauernden Traditionen der patriarchalischen Gesellschaft zurückgeht. Im Mittelpunkt für den einzelnen stehen die Ideale der Würde und der Ehre, die untrennbar miteinander verbunden sind. Sie prägen das individuelle und das gesellschaftliche Verhalten. Die Werte und Normen der islamischen Gesellschaft legen die komplexen Beziehungen der Gesellschaftsmitglieder untereinander fest und sind für den einzelnen ein Leben lang handlungsweisend:

Der einzelne wird in der Gemeinschaft mit konkreten Aufgaben konfrontiert, die vorgegeben, umfassend und verbindlich sind. Die persönliche Würde oder das Ansehen bei anderen hängt hauptsächlich von dem Verhalten und der Haltung der anderen Gesellschaftsmitglieder gegenüber dem einzelnen ab. Wer die Aufgaben der Gesellschaft erfüllt, macht sich unverzichtbar und ist mit seinen Angehörigen in der Gemeinschaft angesehen. Ein Verstoß gegen die Regeln bedeutet den Ausschluss aus der Gemeinschaft und den Verlust des persönlichen Status, u. U. die Ächtung der gesamten Familie. Die Mitglieder jeder einzelnen Familie – davon ist nicht nur die Kleinfamilie sondern die gesamte Großfamilie betroffen – sind alle untrennbar miteinander verknüpft. Daraus ergibt sich, dass jedes Familienmitglied für die Handlungen der anderen Familienmitglieder mitverantwortlich ist, während die anderen Familienangehörigen für die eigenen Handlungen haftbar gemacht werden können.

Jedes Individuum ist in dieses Aufgabensystem, das aus den internalisierten Werten und Normen resultiert, eingebunden. Der Wille der Gemeinschaft ist für alle verpflichtend. Individualität und die Befriedigung eigener Bedürfnisse unterliegen den verpflichtenden Wertvorstellungen. Erneuerung, ist in diesem Sinne nicht erwünscht. Jedes Mitglied der Gemeinschaft muss auf der einen Seite passiv die Zwänge, die sich aus diesen Wertvorstellungen ergeben, ertragen, während es auf der anderen Seite aktiv diese Zwänge ausübt. Seine Stellung in der Gemeinschaft hängt von der Erfüllung seiner Aufgaben und von seiner Bewertung durch die Gemeinschaft ab.

Das Verhältnis der Geschlechter wird von den drei Tugenden bestimmt:

- karama (arabisch) oder onur (türkisch): die Würde,
- sharaf (arabisch) oder seref (türkisch): die Ehre der Familie und von
- ird (arabisch) oder namus (türkisch): dem Anstand, d. h. die Keuschheit und Ehrhaftigkeit der Frau.

Der Frau kommt eine zentrale Stellung in diesem Gefüge zu, denn sie ist letztlich für den Erhalt aller Tugenden verantwortlich, d. h. verletzt eine Frau eine Regel, so fügt sie ihrer gesamten Familie Schande zu. Verhält sie sich falsch, verlieren auch die Männer ihrer Familie Ehre und Ansehen in der Gemeinschaft.

Die islamische Frau erfährt ihren Stellenwert nicht nur durch ihr eigenes Verhalten, sondern auch über die herrschende Vorstellung der Gesellschaft darüber, wie eine Frau veranlagt ist, was sie denkt und tut. Eine große Rolle bei der Verbreitung von Grundvorstellungen über das Verhalten des Menschen spielt immer die klassische und die zeitgenössische Literatur. Anhand schriftlicher Quellen, die seit dem 7. Jahrhundert nach Christus existieren, lassen sich auch bis heute gängige Stereotypen über das Wesen und den Wert der Frau rekonstruieren. Diese Quellen sind, von ganz wenigen Ausnahmen abgesehen, so gut wie ausschließlich von Männern verfasst.

Ein Teil der Quellen, wie z. B. der Koran, die Überlieferungen vom Propheten Muhammad und seinen Zeitgenossen, Rechtskompendien sowie theologische Abhandlungen enthalten Aussagen über das erwünschte und das vermeintlich »tatsächliche« Verhalten von Frauen.

Aber auch in der heutigen Zeit wird über die moralischen Werte, die angebliche Schwäche und die Gefahr, die von der Frau an sich ausgeht, heftig diskutiert. Die Zwangsehen sind ein trauriges und aktuelles Beispiel für diese Grundüberzeugungen, dass Mädchen schon am besten vor dem Eintritt ihrer Menstruation verheiratet werden sollten, damit keine Gefahr mehr für die Familienehre besteht.

Man kann wohl sagen, dass in traditionellen Gesellschaften ein generelles Misstrauen gegenüber dem Verhalten von Frauen herrscht, was den strengen Ehrenkodex für Frauen auch bis heute zur Folge hat.

Im Gesundheitswesen wird die traditionelle Rolle der Frau überall dort als erschwerend spürbar, wo die Intimsphäre vermeintlich angegriffen wird. Dies kann durch einen gegengeschlechtlichen behandelnden Arzt sein oder aber durch Pflegende, die nicht dem gleichen Geschlecht angehören. Die Ehrvorstellungen sind auch mit einem sehr reduzierten Kommunikationsverhalten über körperliche Vorgänge verbunden, was eine genauere Anamnese erschweren kann.

3.4   Religion und Spiritualität

Beispiel

Sie müssen aufgrund einer klaren medizinischen Indikation eine Operation an der Leiste bei einem Patienten aus dem Kongo vornehmen lassen. Es handelt sich um eine simple Operation, einen alltäglichen und nicht gefährlichen Eingriff. Dennoch weigert sich ihr Patient absolut diesen Eingriff vornehmen zu lassen, eine Reaktion die Sie vermutlich aus medizinischer Sicht nicht verstehen. Vielleicht erscheint Ihnen diese Haltung als »rückständig«. Und Sie versuchen den Patienten von den Vorzügen der Operation zu überzeugen. Aber der Patient bleibt bei seiner Weigerung und erklärt Ihnen, durch die Operationswunde könnte ein Dämon in den Körper eindringen.

Zu den Faktoren, die Kultur am meisten beeinflussen und unterscheiden, gehören Vorstellungen über Religionen und Spiritualität. Etwa ⅞ der Weltbevölkerung glauben an Konzepte wie Schicksal, Unglück, Bestrafung oder göttliche Fügung. Spiritualität oder bestimmte Glaubensvorstellungen dienen auch als Erklärung für Erkrankungen. Gesundheit und Krankheit gehören zu den frühesten Erfahrungen, die ein Mensch macht. Wir lernen unbewusst aus dem Verhalten unserer Angehörigen. So wachsen wir in das Wertesystem unserer Gesellschaft hinein.

Eine rein naturwissenschaftliche Krankheitsbehandlung und Erklärung reicht bei solchen Patienten nicht aus, denn die Störung der spirituellen Welt, die der Geister, Götter und Ahnen, wird dadurch nicht beseitigt. Im Gegenteil, sie öffnet nachgerade den unerwünschten Geistern Tür und Tor und sorgt für noch mehr Krankheit – so die Sichtweise bei Patienten, die stark spirituellen Vorstellungen anhängen. Die naturwissenschaftliche Medizin, wie wir sie kennen, wird als zu schwach betrachtet, um gegen das Übernatürliche angehen zu können.

Kulturelle Unterschiede bestehen auch im Hinblick auf bestimmte Rituale die religiös oder spirituell bedingt sind. So gibt es z. B. unter türkischen Patienten den Brauch, dass einem Sterbenden ein großes Metallmesser auf die Brust gelegt wird. Patienten aus Nordafrika bestehen auf ihrem Schutzamulett, viele Afrikaner glauben an Ahnengeister usw. Die Gesichter der Spiritualität sind verschieden, aber der Hintergrund steht im klaren Gegensatz zu unserer westlichen Schulmedizin: Im Zentrum der spirituellen Vorstellungen steht der Mensch als Mitglied einer höheren Ordnung auf die er sich einlässt oder gegen die er verstoßen hat. Und je nachdem wie schwer der Verstoß ist, so intensiv und umfassend muss die Behandlung sein. Das schließt z. T. auch die Familienmitglieder mit ein. Ein starker Glaube an die große Heilkraft der Natur zieht sich wie ein roter Faden durch die spirituellen Vorstellungen über Gesundheit und Krankheit vieler Kulturen. Dieser Glaube ist meines Erachtens auch dafür verantwortlich, dass sich immer wieder bestätigt, dass Vorsorgeleistungen des hiesigen Gesundheitssystems von den Migranten nicht ausreichend in Anspruch genommen werden. Denn im Prinzip erreicht man als Mensch nichts, wenn übermenschliche Phänomene für Gesundheit und Krankheit verantwortlich sind.

Im Bereich der Gesundheitspflege gibt es viele unterschiedliche Einflussfaktoren von Religion und Spiritualität, die sich auf das Gesundheitsverhalten von Patienten auswirken. Diese reichen von abergläubischen Vorstellungen bis hin zu Verweigerung von medizinischen Behandlungen aufgrund von religiösen Gründen. So ist z. B. in den Glaubensvorstellungen der Zeugen Jehovas eine Bluttransfusion verboten, weil diese von Gott nicht vorgesehen ist. Diese Verweigerung von lebenserhaltenden Maßnahmen sorgt immer wieder für ethische Konflikte in der Medizin. Die Werte einer Kultur geben vor, wie viel Einfluss der einzelne als Mensch auf den Verlauf seiner Krankheit hat und wie sie behandelt werden darf.

Spirituelle Vorstellungen können folgende Grundeinstellungen von Gesundheit und Krankheit haben:

- Krankheitsprozesse sind von der Natur vorgegeben und man darf nicht eingreifen in den Lauf der Natur (weit verbreitet in vielen zentralafrikanischen Kulturen).
- Krankheit ist eine Strafe Gottes und damit hat auch Gott die allein heilende Kraft (diese Sichtweise findet man auch bei christlichen Sekten wie den Zeugen Jehovas, streng gläubigen muslimischen Patienten, z. T. auch bei christlich orthodoxen Patienten).
- Krankheit ist die Folge des bösen Blicks oder anderer magischer Praktiken, die aus niederen Beweggründen gegen einen Patienten gerichtet wurden (diese Sichtweise ist zu finden in: Südeuropa, Osteuropa, Nordafrika Zentralafrika).

In vielen Kulturen steht der kranke Mensch in seiner Ganzheit seelisch, psychisch, geistig und körperlich im Mittelpunkt. Folglich kann die Krankheit dort nie ein einzelnes Organ betreffen, sondern immer den ganzen Menschen und daher muss auch die Behandlung ganzheitlich erfolgen. Dies erklärt auch die diffuse Aussage von vielen Migranten Patienten: »Ich bin ganz krank!« Sie spiegeln mit dieser Aussage, die uns sehr unklar erscheint, die Vorstellung wieder, dass Krankheit immer im Zusammenhang mit dem Menschen als Ganzes betrachtet werden muss.

Wenn sich ein Patient dagegen wehrt Objekt einer Medizin zu sein, die versucht die Krankheit unabhängig vom Menschen im naturwissenschaftlichen Sinn zu behandeln, muss zunächst einmal im Vordergrund der Kommunikation stehen, dass auch die Behandlung hierzulande den ganzen Patienten berücksichtigt. Es wäre falsch zu versuchen, sich sichtbar nur auf das erkrankte Organ zu konzentrieren.

Praxistipp

Wenn Sie einen Patienten haben, der sich dagegen wehrt, nach den Maßstäben der westlichen Medizin behandelt zu werden, ist es ratsam in das Behandlungskonzept den Körper, die Seele, den Glauben, die Familie und die Lebensverhältnisse mit einzu-

▼

beziehen. Dies erfordert eine erhöhte Sensibilisierung bei der Befragungen oder Untersuchung, die sicher etwas zeitintensiver ist, sich aber durch eine erhöhte Mitarbeit des Patienten und seiner Familie wieder bezahlt macht. Hier sind die Regeln des aktiven Zuhörens wichtig.

3.5 Schamgefühl und Schutz der Intimsphäre

Die Geschlechterrollen beeinflussen auch das Gefühl von Scham, das bei jedem Menschen unabhängig von Kultur vorhanden ist. Scham ist aber auch kulturell beeinflusst, denn wann und weswegen wir uns schämen oder wie wir uns schützen können, variiert stark. Für Menschen, die ihre Intimsphäre mit strengen Bekleidungsvorschriften zu schützen versuchen ist das Entblößen der betreffenden Körperteile besonders unangenehm und belastend. Die Missachtung des Schamgefühls durch unsensibel Pflegende kann von den Patienten und insbesondere von den Patientinnen als Respektlosigkeit und massiven Eingriff in ihre Intimsphäre empfunden werden. Die Intimsphäre ist ein Bereich, den es zu schützen gilt und der sehr verletzlich ist. Hier kommt das Schamgefühl zusammen mit der Geschlechterrolle. Körperliche Kontakte zwischen nicht Verwandten, Andersgläubigen oder andersgeschlechtlichen Menschen in der Pflege können strikt verweigert oder abgelehnt werden. Wenn kein Hintergrundwissen über die Geschlechterrollen und Schamgrenzen bei den Pflegenden existiert, kann diese Ablehnung bei den Pflegenden als Beleidigung oder ablehnende Wertung aufgefasst werden.

Auch die Anwesenheit von Mitpatienten, die Untersuchungen direkt mitbekommen können, geöffnete Türen bei der Untersuchung und Pflege oder Visiten von Ärzten, wenn Besuch anwesend ist, stellen unangenehme Stresssituationen für die Patienten dar, die sich mit etwas mehr Taktgefühl und organisatorischen Hilfsmitteln vermeiden ließen. So ist es z. B. in den Niederlanden üblich, dass der Patient jederzeit durch das Aufstellen von Paravents sichtgeschützt ist, wenn eine Visite oder Pflegehandlung erfolgt. In Deutschland ist dies nicht so, da der Körper in dem Moment, in dem er sich in der Pflege befindet, versachlicht und fast schon neutralisiert betrachtet wird. Emotionen werden hier nicht mehr so stark zugelassen, denn die medizinische Pflege und die Erkenntnis der Notwendigkeit der Pflege verbieten zu starke emotionale Rückzüge. Wir können aber nicht davon ausgehen, dass diese Versachlichung des Körpers wie sie in Deutschland gehandhabt wird, von Patienten, die kulturell eine hohe Schamgrenze aufweisen, genauso angenommen wird. Im Gegenteil, die Nichtberücksichtigung der Schamgrenzen führt zu Rückzug und Verweigerung in manchen Fällen und macht so eine erfolgreiche Pflege und Behandlung schwieriger.

Der ganze Sachverhalt wird noch dadurch erschwert, dass die Patienten ihre Wertevorstellungen und die daraus resultierenden Wünsche und Bedürfnisse meist nicht äußern können. Schlechte Erfahrungen, Angst, Schüchternheit, devotes Verhalten gegenüber vermeintlichen Autoritäten oder ganz einfach sprachliche Unfähigkeit sich auszudrücken können zu einem teilweise störrisch anmutenden Schweigen führen. Oft herrschen auch Vorstellungen, die aus den Gesundheitssystemen der Heimat unreflektiert übertragen werden, wo der Patient für jeden Extrawunsch bezahlen muss oder der Willkür der Pflegenden ausgeliefert ist. Folge von diesem Rückzug ist immer ein schlechtes Gefühl auf beiden Seiten und all das wirkt sich natürlich negativ auf den Heilungsprozess des Patienten und auf den Arbeitsalltag des Pflegenden aus.

3.6   In Kürze

━ Das Wichtigste in diesem ganzen Zusammenhang ist die Erkenntnis, dass Menschen, die alle die gleiche oder zumindest eine sehr ähnliche kulturelle Programmierung haben, diese Programmierung für die allgemein gültige und richtige halten. Das bedeutet, dass sie sich alle (oder doch zumindest zum größten Teil) entsprechend den Normen und Werten der Kultur benehmen und damit auch das Verhalten anderer Menschen an diesen Normen und Werten messen.

━ Unterschiedliche Geschlechterrollen, Schamgefühle, Vorstellungen über Zeit und Raum, über den Einfluss von Schicksal oder Gotteswillen sowie religiös bestimmtes Verhalten im Alltag haben alle einen entscheidenden Einfluss auf kulturelle Unterschiede. Sie bestimmen weitgehend ohne an die Oberfläche des Bewusstseins zu gelangen menschliche Überzeugungen und Verhalten.

- Die kulturellen Werte und Verhaltensformen bestimmen das »richtig« und das »falsch« empfundene Verhalten eines jeden einzelnen Menschen. Schamgefühle und das Vertrauen in eine Pflege, die diese Schamgrenzen berücksichtigt, das Verhalten und auch die Erwartungen gegenüber Macht und Autorität, die Geschlechterrollen und Altershierarchien aber auch das Verständnis von Zeit und welche Priorität Zeit im Leben eines Menschen hat spielen hier eine zentrale Rolle. In der interkulturellen Zusammenarbeit gibt es noch einen weiteren wichtigen prägenden Faktor, der in verschiedenen Kulturen ganz verschieden bewertet wird. Der Faktor Religion und Spiritualität. Auch wenn dies in den Aufnahmeländern nur noch von untergeordneter Wichtigkeit ist, sind sowohl Spiritualität als auch Religion äußerst sensible Bereiche in der Pflege von Patienten. Nirgends gibt es höhere Abgrenzungsstrategien und eine größere Ablehnung von sachlich-naturwissenschaftlichen Erkenntnissen.

- Dabei soll dies natürlich nicht heißen, dass alle Personen innerhalb einer Kultur total identisch sind – sie verhalten sich im Vergleich mit dem Verhalten in einer anderen Kultur nur relativ ähnlich, nicht unbedingt im Vergleich zur eigenen Kultur. Das Fazit der Beschäftigung mit Clotaire Rapailles »kulturellen Codes« lässt sich auch auf den Bereich der Pflegepraxis anwenden. Es lautet: Wenn man jedem Menschen den eigenen kulturellen Spiegel vor die Nase hält und ihm zeigt, wie tief die jeweiligen kulturellen Programmierungen wirklich auf jeden Einzelnen wirken – egal aus welcher Kultur er nun stammt – bekommt jeder, der dieses Spiegelbild annimmt, gleichzeitig noch eine Lektion in angewandter Toleranz als kostenloser Beigabe. Wer den »Kultur-Code« von anderen Kulturen knackt, wird keinem Türken, Kurden, Iraner, Nigerianer oder auch Franzosen oder Italiener mehr vorwerfen können, ein höchst unzureichender Deutscher zu sein … und umgekehrt.

Literatur

Bundesamt für Gesundheit (BAG) (2008) Migration und Gesundheit. Kurzfassung der Bundesstrategie Phase II (2008-2013). www.bag.admin.ch/themen/gesundheitspolitik/

Gavranidou M, Abdallah-Steinkopff B (2007) Brauchen Migrantinnen und Migranten eine andere Psychotherapie? Psychotherapeutenjournal 4: 353ff

Greifeld K (2003) Ritual und Heilung – Eine Einführung in die Ethnomedizin. Reimer, Berlin

Hall ET (1988) The silent language. Reissue Edition, Wiley, New Jersey

Hofstede, GH (1998) Masculinity and femininity: the taboo dimension of national cultures. Sage Publications Leininger, Thousand Oaks, Califorina, USA

Hofstede, GH (2001) Culture's Consequences – Comparing Values, Behaviors, Institutions and Organizations Across Nations, 2. Ed. Thousand Oaks, London, Neu Delhi

Rapaille C (2006) Der Kultur-Code: Was Deutsche von Amerikanern und Franzosen von Engländern unterscheidet und die Folgen davon für Gesundheit, Beziehungen, Arbeit, Autos, Sex und Präsidenten. Riemann, München

Zimmermann E (2000) Kulturelle Missverständnisse in der Medizin – Ausländische Patienten besser versorgen. Hans Huber, Bern

Kulturstandards und Kulturdimensionen

A. von Bose

A. von Bose, *Bunte Vielfalt – Interkulturelle Zusammen-arbeit in Gesundheitsberufen (Top im Gesundheitsjob),*
DOI 10.1007/978-3-662-43580-9_4
© Springer-Verlag Berlin Heidelberg 2014

- **Was verbirgt sich dahinter?**

Kulturstandards bezeichnen alle tief verwurzelten Wertvorstellungen und Verhaltensvorschriften, die für die Mehrzahl einer kulturellen Gruppe verpflichtend sind. Diese sind auch z. T. im Rechtswesen verankert. Sie spielen als versteckte Codes eine sehr große Rolle in der moralischen Wertung von richtig und falsch in einer Gesellschaft. Sie sind für alle Menschen einer Kulturgruppe verpflichtend und werden auch als selbstverständlich von anderen vorausgesetzt. Damit sind die Kulturstandards quasi der reale Background auf dem Stereotype von außen, von Kulturfremden angelegt werden.

Neben den Kulturstandards gibt es noch die **Kulturdimensionen**. Sie drücken z. B. die Toleranz gegenüber Unbekanntem, Fremdem und gegenüber Risiken und Unsicherheiten in verschiedenen Kulturen aus. Oder sie lassen eine Kultur eher individualistisch (Ich-Kultur) oder eher kollektivistisch (Wir-Kultur) orientiert erscheinen. Kulturelle Dimensionen unterscheiden auch zwischen Werten wie »maskulin« und »feminin« (▶ Abschn. 4.2) und der Akzeptanz von Hierarchien und Statusdenken, die in einer Kultur erwartet und gefordert wird.

4.1   Kulturstandards

Beispiel

Sie haben in der Seniorenanlage »Zur Sonne« einen Neuzugang, eine demente Patientin aus Albanien. Am Aufnahmetag kommt Frau Genta Zekari zusammen mit ihrer Familie zu Ihnen. Das ist an sich nicht ungewöhnlich – nur in diesem Falle handelt es sich bei der Familie, die Frau Zekari begleitet, um eine Gruppe von 25 Menschen, die alle Altersstufen von dreijährigen Kindern bis hin zu siebzigjährigen Senioren umfasst. Und das ist schon ungewöhnlich. Mit Lebhaftigkeit und Temperament stellen sich alle um Frau Zekari an die Rezeption. Der Mitarbeiter in der Rezeption ist völlig überfordert und ruft nach Ihnen. Aber auch Sie sind völlig hilflos angesichts der durcheinander redenden Gruppe von Menschen und sie wissen nicht, wo und wie sie anfangen sollen. Frau Zekari steht still mitten in der Familie.

Da Sie ein wenig Ordnung in diese Situation bringen wollen, sagen Sie laut: »So geht das aber nicht! Wer gehört denn nun zu Frau Zekari? Alle anderen gehen bitte wieder ruhig nach draußen und warten. Wer ist der Ehemann, wer ist verwandt mit Frau Zekari?« Begleitend zu ihren Worten schieben Sie die Ihnen am nächsten stehenden Menschen in Richtung Ausgang.

Da dreht sich ein junger Mann zu Ihnen um und zischt sie aggressiv an: »Ihr Deutschen seid richtige Roboter! Wie Maschinen behandelt ihr Menschen! Gibt es in diesem ganzen kalten Land nicht **einen** Menschen?«

Was ist hier vorgefallen? Ist der junge Mann nur unverschämt oder liegt hier etwas ganz anderes zugrunde? Diese kleine Episode zeigt ein Negativ-Stereotyp, dass von vielen Kulturen oft gegenüber Deutschen herrscht: Das Stereotyp der Kälte und Unerreichbarkeit. Wie im Kapitel über Stereotype (▶ Abschn. 2.1) schon angedeutet, basieren diese immer auf einer selektiven Wahrnehmung, auf der sog. kulturellen Brille, mit der eine andere Kultur betrachtet wird. Prallen jetzt völlig entgegengesetzte Erwartungen aufeinander, so ist Verunsicherung und im weiteren Verlauf auch Unverständnis gegenüber dem jeweiligen Verhalten die Folge und oft endet dies in einer aggressiven Konfliktsituation, wie der oben gezeigten.

Stereotype basieren immer auch einer wertenden Beobachtung von Verhaltens- und Denkweisen, die nicht mit den eigenen Werten im Einklang stehen. Was aber macht diese kulturellen Werte jeder Kultur aus?

Kulturwissenschaftler bezeichnen die Werte, Denk- und Verhaltensweisen, die von der Mehrzahl der Mitglieder einer Kultur als selbstverständlich richtig vorausgesetzt werden und die verpflichtend sind als Kulturstandards (Thomas 2005). Diese sind auch z. T. im Rechtswesen verankert. Sie spielen als versteckte Codes auf eine sehr große Rolle in der moralischen Wertung von »richtig« und »falsch« in einer Gesellschaft.

In Deutschland haben wir Kulturstandards, die das gesamte soziale Leben durchziehen und das Miteinander regeln. Da Deutschland eine »Plankultur« ist, verbunden mit einem hohen Anteil an Individualität, zieht sich eine gewisse sachliche Nüchternheit durch die deutschen Kulturstandards verbunden mit einer hohen Verpflichtung zur Eigeninitiative und Eigenverantwortung. Damit legt die Gesellschaft in Deutschland in vielerlei Hinsicht auf ganz andere Standards Wert als dies in anderen Kulturen der Fall ist. Hier spielen wieder die Kollektivkulturen (Wir-Kulturen) eine große Rolle in der Unterscheidung der Wertigkeiten und Standards. Kollektivkulturen haben immer eine hohe personenbezogene Komponente. Familie, religiöse Gruppen und die Einhaltung von Traditionen, Gastfreundschaft, Ehre und Respekt gegenüber verschiedenen Statuspersonen sind alles kulturelle Standards aus personenorientierten Kollektivkulturen.

Kulturstandards können allgemein durch folgende fünf Merkmale definiert werden (Thomas 2005):

- Kulturstandards sind Arten des Wahrnehmens, Denkens, Wertens und Handelns, die von der Mehrzahl der Mitglieder einer bestimmten Kultur für sich und andere als normal, typisch und verbindlich angesehen werden.
- Eigenes und fremdes Verhalten wird aufgrund dieser Kulturstandards gesteuert, reguliert und beurteilt.
- Kulturstandards besitzen Regulationsfunktion in einem weiten Bereich der Situationsbewältigung und des Umgangs mit Personen.
- Die individuelle und gruppenspezifische Art und Weise des Umgangs mit Kulturstandards zur Verhaltensregulation kann innerhalb eines gewissen Toleranzbereichs variieren.

- Verhaltensweisen, die sich außerhalb der bereichsspezifischen Grenzen bewegen, werden von der sozialen Umwelt abgelehnt und sanktioniert.

Kurz gesagt, wenn zwei Mitglieder von Kulturen aufeinander treffen, deren Werte ziemlich weit auseinander liegen, tauchen Unverständnis, Frustration und Konflikte auf. Auf der Basis von Stereotypen werden diese Negativbewertungen über die andere Kultur weitergetragen und als feststehende Wahrheit über die »andere Kultur« unreflektiert übernommen.

In unserem Beispiel gehört Frau Zekiri einer Kollektivkultur an. Kollektivkulturen legen immer viel Wert auf den Zusammenhalt in der Familie und bei wichtigen Entscheidungen oder Lebensändernden Umständen ist meist die ganze Familie anwesend. Dies erklärt auch das hohe Besuchsaufkommen in Kliniken, wenn ständig eine große Gruppe von Verwandten den Patienten besuchen möchte.

Die Kulturstandards in Deutschland stellen sich derzeit so dar:
- Sach- und Regelorientierung (hoher Bezug zur Sachlichkeit in allen menschlichen Themen),
- professionelle Distanz,
- interpersonale Differenzierung (man unterscheidet zwischen öffentlicher und privater Sphäre in seinem Verhalten),
- exakte Zeitplanung,
- hohe Leistungsbereitschaft,
- hohe Individualität und Autonomie (hohe Erwartung an Eigenverantwortung),
- Gleichstellung der Geschlechter.

Im Vergleich hierzu sind die Kulturstandards aus Kollektivkulturen wie der Türkei, Italien oder Spanien auf ganz andere Werte ausgerichtet. Hier steht immer der Mensch im Vordergrund. Sachlichkeit und Regeln werden dem persönlichen Miteinander untergeordnet.

Kulturstandards in der Türkei sind:
- Ehre,
- Familie,
- Religion,
- Gastfreundschaft,
- Respekt vor Älteren (saygi),
- Liebe für die Jüngeren (sevgi),

- Tradition,
- Gemeinschaft, islamische Solidarität,
- Orientierung im Kollektiv,
- Geschlechterrollen klar definiert.

Kulturstandards in Italien und Spanien sind:
- Familienorientierung,
- Beziehungsorientierung bzw. Pflege von sozialen Beziehungen (personalismo),
- Statusorientierung,
- Indirektheit in der Kommunikation,
- Regelrelativismus,
- Regionalismus,
- Religiosität,
- Hierarchieorientierung,
- hohe Emotionalität (v. a. im Gebiet des Mezzogiorno in Süditalien).

Schon auf den ersten Blick fällt auf, dass bei den deutschen Kulturstandards »der Mensch« an sich eine untergeordnete Rolle spielt. Sach- und Regelorientierung bestimmen die Verhaltens- und Denkmuster und es wird schnell klar, warum alles, was in diese Richtung kommuniziert wird, als »nicht menschlich« oder »kalt und emotionslos« von Vertretern aus Kulturen aufgefasst wird, deren Kulturstandards immer um den Menschen an sich kreisen (▶ Beispiel von Frau Zekari).

Praxistipp

Wenn Sie eine Situation wie die oben geschilderte in Ihrem Berufsumfeld haben, machen Sie sich bitte die grundlegend andere Wertigkeit der kulturellen Standards bewusst. Es hilft nichts, wenn Sie mit Vorschriften und Regeln kommen, bevor Sie eine persönliche Beziehung zu wichtigen Gesprächspartnern in der Gruppe aufgebaut haben.

Wie Sie diese persönliche Beziehung aufbauen finden Sie ausführlicher im Kapitel über Kommunikation (▶ Kap. 5). Regeln und Vorschriften werden von vielen Migranten als Bevormundung und

Unmenschlichkeit empfunden, also macht es keinen Sinn diese in den Vordergrund der Kommunikation zu stellen.

4.2   Kulturdimensionen

Kulturen haben nicht nur bestimmte Standards, sondern sie unterscheiden sich auch in ihren Ausrichtungen und Werten, die sie für wichtig halten und nach denen sie leben. Der bekannteste Vertreter der Forschung über Kulturdimensionen ist der niederländische Kulturwissenschaftler Geert Hofstede, der Kulturen in diese verschiedenen Dimensionen einordnet:

- Individualkultur vs. Kollektivkultur (▶ Abschn. 4.2.4),
- Unsicherheitsvermeidung vs. Risikofreude (▶ Abschn. 4.2.1),
- maskuline und feminine Kulturdimension (▶ Abschn. 4.2.2),
- Hierarchiedenken (▶ Abschn. 4.2.3).

Die einzelnen Dimensionen werden hier nur kurz angerissen, Sie werden ausführlicher in den Abschnitten »Individuum und Gruppe« (▶ Abschn. 4.2.4), »Macht und Autorität« (▶ Abschn. 4.2.5) und »Regeln und Vorschriften« (▶ Abschn. 4.2.3) beleuchtet.

Die wichtigste Kulturdimension bzw. die wichtigste Unterscheidung in verschiedene Dimensionen ist die Unterscheidung von Individualkulturen und Kollektivkulturen (▶ Abschn. 4.2.4). Aber auch die Angst vor Risiken, die Angst vor Fremdem, die Unsicherheitsvermeidung oder eben das Gegenteil davon die Risikofreude und Neugierde und Offenheit gegenüber Fremdem und Unbekanntem variieren von Kultur zu Kultur.

4.2.1   Unsicherheitsvermeidung und Risikofreude

Die Angst vor Fremdem, Neuem, Risiken usw. zeigt sich auch in dem Maße, in dem eine Kultur starre Strukturen und Grenzen für ihre Mitglieder aufbaut und zwar bewusst und unbewusst, denn diese Regeln gehen in die gesellschaftlichen Normen und Erziehungsstile über. Auch wenn ein einzelner Mensch sich in einer bestimmten Situation, die ihm unbekannt ist, unwohl fühlt, so werden doch eben diese Gefühle stark von dem Unbewussten gesteuert, in dem alle Gefühle für »richtig« und »falsch«, »bekannt« und »unbekannt« gesteuert werden. Gehört man zu einer Kultur, die Neues eher ablehnt, wird man sich unbehaglicher fühlen, wenn man mit Neuem in Kontakt kommt und dies schneller und tiefgreifender ablehnen, als wenn man aus einer Kultur kommt, wo die Neugierde auf Neues und Fremdes gefördert wird und eine hohe Risikobereitschaft besteht. Unbekannte Situationen sind immer überraschend und anders als das Gewohnte. Die Interpretation, ob dies gut oder schlecht ist, unterliegt hier dem Maße, in dem man Unsicherheiten und Neues zulassen kann.

In den Kulturen, die eine andere Ausprägung haben und die nicht so sehr individualistisch verortet sind, ist dies nur sehr schwer möglich. Was die Emotionalität angeht, so wird diese in der deutschen Kultur wesentlich weniger ausgeprägt gezeigt, das Zeigen von Emotionen und Schmerzen gilt als unangebracht. Vor diesem Hintergrund können wir laute Schmerzensäußerungen auch besser verstehen, wenn wir Patienten haben, z. B. in der Gynäkologie, wo die »laute Geburt« südländischer Patientinnen schon fast sprichwörtlich ist.

Die Toleranz gegenüber Unbekanntem, Fremdem und gegenüber Risiken und Unsicherheiten variiert stark. Der Umgang mit Ungewissheit wird z. B. in der türkischen Kultur als bedrohlicher empfunden als in der deutschen, obwohl auch die deutsche Kultur weltweit betrachtet Risiken und Unsicherheiten eher zu meiden sucht und gegenüber Fremdem zunächst einmal nicht sehr aufgeschlossen ist. Dennoch ist die Angst vor Neuem und Kulturfremdem in der türkischen Kultur noch wesentlich präsenter. Dies erklärt auch z. T. die Rückzugstendenzen vieler türkischer Migranten, die eine konsequente Trennung von der deutschen Kultur befürworten.

Die Angst vor Fremdem, Neuem, Risiken usw. zeigt sich auch in dem Maße, in dem eine Kultur starre Strukturen und Grenzen für ihre Mitglieder aufbaut und sich an Hierarchien hält und zwar bewusst und unbewusst, denn diese Regeln gehen in die gesellschaftlichen Normen und Erziehungsstile über. Auch wenn ein einzelner Mensch sich in einer bestimmten Situation, die ihm unbekannt ist, unwohl fühlt, so werden doch eben diese Gefühle stark von dem Unbewussten gesteuert, in dem alle Gefühle für »richtig« und »falsch«, »bekannt« und »unbekannt« gesteuert werden. Gehört man zu einer Kultur, die Neues eher ablehnt, wird man sich unbehaglicher fühlen, wenn man mit Neuem in Kontakt kommt und dies schneller und tiefgreifender ablehnen, als wenn man aus einer Kultur kommt, wo die Neugierde auf Neues und Fremdes gefördert wird und eine hohe Risikobereitschaft besteht. Unbekannte Situationen sind immer überraschend und anders als das Gewohnte. Die Interpretation, ob dies gut oder schlecht ist, unterliegt hier dem Maße, in dem man Unsicherheiten und Neues zulassen kann.

❯ **Kulturen, die Unsicherheit möglichst vermeiden sind sehr unflexibel gegenüber Neuem und Unbekanntem.**

Unsicherheitsvermeidende Kulturen reduzieren das Maß an unbekannten Erfahrungen auf ein Minimum, indem sie strenge Regeln und Kontrollmechanismen für ihre Mitglieder aufbauen und indem sie sich stark (bis ausschließlich) an dem Bekannten orientieren. Auf der gedanklichen und religiösen Ebene werden feste Strukturen, wie etwa der religiöse Glauben propagiert, der einen festen Rahmen für alle bietet und der von keinem Mitglied der Gruppe angezweifelt oder in Frage gestellt werden darf.

Der sprichwörtliche »Blick über den Tellerrand« wird unmöglich gemacht und von dem Gedanken an die vermeintliche alleinige Wahrheit ausgehebelt. Vor diesem Hintergrund kann das zuweilen verbissene Festhalten an religiösen und traditionell-kulturellen Regeln von besonders unsicherheitsvermeidenden Personen eher verstanden werden, da sie dem Neuen eine strikte Weigerung entgegenstellen. Nach dem Motto: »Wir haben die alleinige Wahrheit gepachtet«, wird dann alles unreflektiert abgelehnt, was nicht in dieses Raster der eigenen Kultur passt.

Kennzeichnend für eine hohe Unsicherheitsvermeidung in Kulturen ist auch, dass ihre Mitglieder emotionaler reagieren und auch zuweilen unter einem nervösen Druck stehen, der sichtbar wird, der aber zunächst nur schwer einzuordnen ist. In der deutschen Kultur regiert die Frage: »Warum änderst Du es denn nicht, wenn es Dir nicht gut tut…«. In der traditionellen bulgarischen, rumänischen oder türkischen Kultur ist dies nur sehr schwer möglich. Eine Änderung wird von der Tradition, an der sich viele orientieren nahezu nicht möglich gemacht.

Deutsche sind toleranter gegenüber anderen Meinungen und Ansichten und sie zeigen dies auch, religiöse Regeln spielen eine eher untergeordnete Rolle und es werden viele Ansichten nebeneinander toleriert. Für Türken ist dies nahezu unverständlich und in diesem Zulassen von Unsicherheiten wird Schwäche und Respektlosigkeit gesehen.

Die Unterschiedlichkeit im Umgang mit Unsicherheiten und Risiken ist wieder ein entscheidender Faktor, der interkulturelle Konflikte hervorrufen kann, da er das menschliche Verhalten sehr stark beeinflusst.

4.2.2 Maskuline und feminine Gesellschaftswerte

Kulturen unterscheiden sich auch in der Akzeptanz und Ausübung von sog. »maskulinen« und »femininen« Werten und Verhalten, wobei diese Begrifflichkeit, die der Kulturwissenschaftler Hofstede prägte, immer wieder für einige Verwirrung sorgt, da man nicht genau weiß, wie man Kulturen in weibliche und männliche Dimensionen einordnen sollte. Hier werden zwei gegensätzliche, sozusagen »geschlechtsspezifische« Eigenschaften von Kulturen voneinander unterschieden.

Maskuline vs. feminine Gesellschaften
- In **maskulin** orientierten Gesellschaften herrschen:
  - Regeln
  - Leistungsgedanke
  - Wettbewerbsgedanke
  - Durch die sog. »kriegerisch-männlichen« Eigenschaften gekennzeichnet
  - Nur der Beste zählt
  - Toleranz und Mitgefühl spielen keine oder nur eine untergeordnete Rolle
  - Geschlechterrollen relativ strikt getrennt
  - Aggressives Verhalten im Geschäftsleben, als Folge der Gewinnorientierung
  - Statusdenken
  - Aggressives Verkaufsverhalten auf Kosten anderer, wie z. B. vergleichende Werbung im amerikanischen Stil

▼

— **Feminine** Kulturen zeichnen sich v. a. durch »weibliche« Eigenschaften aus:
  – Mitgefühl
  – Toleranz
  – Harmonie
  – Soziales Miteinander
  – Sympathie für den Schwächeren
  – Geschlechterrollen sind nicht so strikt getrennt (so kann z. B. auch ein Mann weinen oder seinen Erziehungsurlaub beanspruchen)
  – Harmonie, Bescheidenheit und Mitgefühl sind wichtig auch im Teambuilding

Als typische maskuline Kulturen gelten z. B. die USA, Japan, Deutschland und Italien.
Ein Paradebeispiel für eine feminine Kultur ist die niederländische Kultur sowie die skandinavischen Länder.

4.2.3 Akzeptanz von Hierarchien, Respekt vor Älteren, Statusdenken

In wieweit wird Hierarchie als natur-, status- oder gottgegeben angesehen? Welchen Respekt hat der Einzelne vor Menschen in einer höheren Position? Diese Fragen umschreiben eine weitere kulturell vorprogrammierte Dimension. Macht- und Hierarchiedenken sowie die Akzeptanz von Rollen- und Statusunterschieden variieren sehr in verschiedenen Kulturen. Eine ungleiche Machtverteilung ist zum Beispiel in der Türkei wesentlich akzeptierter als in Deutschland, wo Gleichheit und Emanzipationsgedanke wichtige kulturelle Werte darstellen. Hierarchien und gesellschaftliche Ungleichheiten werden in einigen Kulturen vorausgesetzt und nur wenig oder gar nicht hinterfragt. Da die Mitglieder der türkischen Kultur die Hierarchien ihrer Gesellschaft kennen, verhalten sie sich auch danach und setzen ihr Verhalten in Dominanzverhalten gegenüber »Rangniedrigeren« und Respekt gegenüber »Ranghöheren« um. Das bedeutet, dass ein türkischer Patient, der älter ist, von vorneherein mehr Respekt von den Pflegenden erwartet als ein jüngerer, und er erwartet auch, dass er von einem besseren, erfahreneren Arzt oder Pfleger »bedient« wird als ein jüngerer Patient.

4.2.4 Individuum und Gruppe

- Der Einfluss von kulturellen Faktoren auf die Eigenverantwortung des Patienten

» Ein einzelner Armreif klappert nicht. (Sprichwort aus Kamerun)

In der Pflege gibt es immer wieder einen zentralen Punkt, der zu Problemen führt: Die unterschiedliche Haltung zu Verantwortlichkeiten. In Deutschland und den stark individualistisch geprägten Kulturen des Westens, steht die Eigenverantwortung im Vordergrund. Auch vom Patienten wird verlangt, dass er aktiv mitarbeitet und sich am Genesungsprozess aktiv beteiligt. Dabei arbeitet er eng mit den Pflegenden zusammen und die Familie oder Bezugspersonen, die nicht zum Pflegepersonal gehören, spielen in der Pflege, außer bei Kindern, wo Eltern mit in der Klinik aufgenommen werden können, kaum eine aktive Rolle.

Dies ist in allen Kulturen, die sich in einer Gruppenkultur (Kollektivkultur) organisiert haben, ganz anders und weltweit gesehen orientieren sich etwa dreiviertel der Menschheit in Kollektivkulturen, während nur ein Drittel der Menschheit sich an der Individualkultur orientiert.

Individualkulturen und Kollektivkulturen unterscheiden sich ganz maßgeblich in ihrer gesellschaftlichen Ausprägung. Ich möchte hier im Folgenden von den Begriffen Wir-Gesellschaften (kollektivistische Gesellschaften) und Ich-Gesellschaften sprechen, da sie die Thematik besser verdeutlichen. Beide Gesellschaftsformen integrieren ihre Mitglieder in einer gänzlich verschiedenen Art und Weise in ihre Gesellschaft.

Wir-Gesellschaften haben unendlich viele Regeln, denen sich der Einzelne nicht einfach so entziehen kann. Wir-Gesellschaften bieten einen sicheren Schutz für jeden in der Gruppe, für die gesamte Familie und die gesamte Gesellschaft. Sie weisen aber auch feste Plätze, Pflichten und Aufgaben zu, denen sich der Einzelne nur schwer oder überhaupt nicht entziehen kann. Das System der Wir-

◘ Tab. 4.1 Gegenüberstellung von Individual- und Kollektivkultur

Individualkultur (z. B. Deutschland)	Kollektivkultur (z. B. China)
Individuum zählt	Gruppe bzw. Kollektiv ist wichtig
Eigenverantwortung	Eingebundenes Handeln in die Werte der Gruppe
Status durch Eigenverantwortung	Status durch Geburt, Verwandtschaft, Geschlecht, Alter
Konzentration auf Unterschiede	Konzentration auf Ähnlichkeiten

Kultur kann also einerseits als ein Sicherheitsnetz für alle Mitglieder, die zu dieser Gruppe gehören, gesehen werden, es kann sich andererseits aber auch zu festen Mauern umformen, aus denen kein individuelles Entkommen mehr möglich ist. Genauso kann man über die Ich-Kultur sagen, dass sie das größtmögliche Maß an Eigenverantwortung und Freiheit bietet, aber auch für den Einzelnen zur Isolation führen kann, da er keine feste Gruppenzugehörigkeit mehr kennt.

» Individualismus beschreibt Gesellschaften, in denen die Bindungen zwischen den Individuen locker sind: Man erwartet von jedem, dass er für sich selbst und seine unmittelbare Familie sorgt. Sein Gegenstück, der Kollektivismus, beschreibt Gesellschaften, in denen der Mensch von Geburt an in starke, geschlossene Wir-Gruppen integriert ist, die ihn ein Leben lang schützen und dafür bedingungslose Loyalität verlangen. (Hofstede 1997)

Zur Verdeutlichung hier die Gegenüberstellung von Deutschland (individualistisch) und China (kollektivistisch; ◘ Tab. 4.1).

- **Ich-Kulturen**

In Ich-Kulturen, wie in Deutschland, stehen Eigenverantwortung und Individualismus wesentlich höher im Ansehen als verpflichtende Gruppenregeln. Wir haben gesehen, dass der kulturell allgemein verbindliche Standard der Eigenverantwortung in Deutschland eine sehr große Rolle spielt. Kulturen mit einem sehr hohen Individualismus-Index sind auch die nordamerikanische oder die britische Kultur, die auch unsere Kultur im ehemaligen West-Deutschland seit dem

2. Weltkrieg maßgeblich prägte. In Ich-Kulturen gibt es wesentlich losere Verbindungen bis hinein in die Familie, die wesentlich enger und kleiner gesehen wird als in Wir-Kulturen. Der Trend zur Single-Gesellschaft ist bezeichnend für einen immer weiter fortschreitenden Individualismus-Index oder, um es anders auszudrücken, für die Entwicklung zu einer immer konsequenteren Ich-Gesellschaft. So besteht eine typische deutsche Familie heute aus Vater-Mutter-Kind, dann erst kommen die Großeltern. Onkel, Tanten, Cousinen usw. spielen eine entferntere Rolle.

In Wir-Gesellschaften umfasst eine Familie auch die Großeltern und Onkel, Tanten, Cousinen und Cousins, Neffen und Nichten. Da all diese Personen zur direkten Familie zählen, sind sie auch verpflichtet, sich um den Kranken zu kümmern! Das erklärt wieder einen Aspekt des als typisch empfundenen Familienbesuchs von Patienten aus Kollektivkulturen, was immer wieder zu einer erhöhten Belastung im Klinikalltag führt. Jedes Familienmitglied in einer Kollektivkultur fühlt sich persönlich dazu verpflichtet, ein krankes Familienmitglied häufig zu besuchen und zu pflegen. Krankheit wird als Familienangelegenheit betrachtet und nicht als Einzelschicksal!

In der Ich-Kultur sind Selbstmanagement und Eigenverantwortung bestimmend. Jeder muss für sein eigenes Fortkommen und nur das seiner engsten, direkten Angehörigen sorgen. Das hat nichts mit Egoismus zu tun, sondern mit anerkannten gesellschaftlichen Regeln, die von klein auf anerzogen werden.

- **Wir-Gesellschaft**

Die Wir-Gesellschaft hingegen gibt einen festen Platz in jedem Lebensstadium für jedes Mitglied der Gesellschaft. In Wir-Gesellschaften ist der einzelne niemals alleine, sondern in eine feste familiäre und religiöse Gruppe eingebunden. Das hat positive und negative Begleiterscheinungen für den Einzelnen. Der Schutz und die Anteilnahme durch die wesentlich größere Familie bietet Sicherheit, erwartet aber auch uneingeschränkte Solidarität mit der Familie und der gesellschaftlichen Gruppe, zu der der Einzelne Zeit seines Lebens gehört. Diese Loyalität, die gefordert wird, ist fundamental und kann nicht in Frage gestellt werden. Vor diesem Hintergrund werden vielleicht einige Handlungsweisen, wie Gehorsam von erwachsenen Kindern, für Deutsche auch verständlicher. Die Familie regiert immer, egal wie alt man ist und was man schon in seinem Leben erreicht hat.

Der Grad, bis zu dem man es vorzieht, unabhängig und losgelöst von Gruppenbeziehungen zu sein, variiert in verschiedenen Kulturen – dies wird als der Individualismus-Index bezeichnet. So kann man sehr vereinfachend feststellen, dass stark individualistische Kulturen häufig mehr Wohlstand haben, was insgesamt zu dem Schluss führen könnte, dass Wohlstand den Individualismus unterstützt. Aber das hängt auch damit zusammen, dass Wohlstand eine unabhängige Existenz erst möglich macht, während die Pflichten der Wir-Gesellschaft Wohlstand anders definieren. Wohlstand in Wir-Gesellschaften wird geteilt und die Stärkeren unterstützen die Schwächeren. In Wir-Gesellschaften ernährt ein erfolgreicher Mensch immer einen Großteil seiner Familie mit. Ich-Gesellschaften haben eine höhere durch den Staat vorgegebene Absicherung des Einzelnen zur Folge (z. B. durch staatliche Absicherungen, Krankenversicherungswesen, Rentenversorgung usw.).

> **Unterscheidung der allgemeinen Normen in Wir- und Ich-Gesellschaften**
> — **Wir-Gesellschaft (kollektivistisch)**
>   - Menschen werden in Großfamilien (Wir-Gruppen) hineingeboren, die sie Zeit ihres Lebens schützen und im Gegenzug dafür immerzu Loyalität erhalten
>   - Die Identität des Einzelnen ist im sozialen Umfeld begründet, dem man angehört. Kinder lernen von klein auf in den Begriffen des »Wir« zu denken
>   - Der Einzelne soll immer Harmonie mit anderen bewahren und eine direkte Auseinandersetzung unbedingt vermeiden
>   - Kommunikation ist indirekt, mit hohem Kontextbezug; Übertretungen führen zu Beschämung und Gesichtsverlust für einen selbst und die Gruppe
>   - Die Beziehung zwischen Arbeitgeber und Arbeitnehmer wird an moralischen und persönlichen Maßstäben gemessen
>   - Einstellungs- und Beförderungsentscheidungen berücksichtigen die Wir-Gruppe des Mitarbeiters
>
> ▼

- – Management bedeutet Management von Gruppen
- – Persönliche Beziehung hat Vorrang vor Erledigung der Aufgabe

- **Ich-Gesellschaft (individualistisch)**
  - – Jeder Mensch wird von klein auf dazu erzogen, ausschließlich für sich selbst und seine direkte (Kern)familie zu sorgen
  - – Identität ist im Individuum begründet
  - – Kinder lernen von Anfang an in Begriffen des »Ich« zu denken. Das Schulsystem mit der Förderung des frühen Wettbewerbgedankens ist hierfür ein Beispiel
  - – Seine Meinung offen auszusprechen, ist Kennzeichen eines aufrichtigen ehrlichen Menschen
  - – Kommunikation direkt, mit niedrigem Kontextbezug; Übertretungen führen zu Schuldgefühl und Verlust an individueller Selbstachtung
  - – Einstellungs- und Beförderungsentscheidungen sollen ausschließlich auf Fertigkeiten und Regeln beruhen
  - – Erledigung der Aufgabe hat Vorrang vor persönlicher Beziehung

- **Auswirkungen auf die Pflege**

Diese kulturellen Dimensionen von Ich- und Wir-Kultur sind wegen ihrer Allgegenwart – und Offensichtlichkeit – die Dimensionen, die wohl am besten und tiefsten von Kulturwissenschaftlern erforscht werden. Ihre Auswirkungen auf das gesamte Alltagsleben sind sehr vielseitig und wir finden auch sehr viele Auswirkungen dieser Prägungen im Klinikalltag im Kontakt mit unseren Migrantenpatienten.

In einer Wir-Gesellschaft will kein Gruppenmitglied als besonders herausgestellt werden, da die Gruppe Vorrang hat. Das gilt auch für die Pflege, die als Familiensache betrachtet wird, also als Gruppenaufgabe gegenüber dem erkrankten Familienmitglied. Die Familienmitglieder von Wir-Gesellschaften orientieren sich an dem schwächsten Glied, in diesem Falle an dem Kranken in ihrer Gruppe.

Das Wir- oder Ich-Konzept einer Kultur bestimmt in jedem Falle am stärksten in der kleinsten Gruppe der Gesellschaft, der Familie.

Hier zeigen sich Ich- und Wir-Prägung einer Kultur am besten. So erziehen die Eltern in individualistischen Ländern ihre Kinder überwiegend zur Selbstständigkeit und Eigenverantwortung, wie z. B. in Deutschland und den USA, wo es die Regel ist, dass die Kinder spätestens bei Studienbeginn von zuhause ausziehen. In der Türkei und in südlichen Ländern, wie Spanien oder Italien, ist dies nicht die Regel – viele junge Erwachsene leben auch weiterhin, oft bis zur Heirat, bei ihren Eltern. Überhaupt spielt die sog. Großfamilie in kollektivistisch ausgeprägten Gesellschaften eine sehr viel wichtigere Rolle als in den individualistisch-orientierten Gesellschaften.

Für die europäische Kultur gilt der Individualismus als die Basis der westlichen modernen Gesellschaft. Der Individualismus ist mit einer Reihe von Wesenszügen verbunden. Der relativ hohe Status von Frauen, ein moralischer Universalismus und in der Regel demokratische Regierungsformen zeichnen die westlichen individualistischen Kulturen aus.

Wir-Gesellschaften ermutigen ihre Mitglieder zur Konformität und lehnen Einzelinteressen in großem Maße ab. Sie betonen die Verantwortung innerhalb und für die Gruppe von der Familie angefangen bis hin zur nationalen oder auch religiösen Gruppe.

4.2.5   Macht und Autorität

Beispiel

Frau Karlin arbeitet auf der Intensivstation und betreut einen Patienten aus China, der auf dem Flughafen Frankfurt Main, wo er zwischenlanden musste, einen schweren Herzinfarkt erlitten hat. Als Stationsleiterin der Intensivstation hat sie die Hauptverantwortung für die Patienten und durch etliche Zusatzqualifikationen wurde sie trotz ihres jungen Alters (Frau Karlin ist gerade 27 Jahre alt geworden) Vorgesetzte der anderen Mitarbeiter.

Der 52-jährige Familienvater Enzo Vuorno ist einer von Frau Karlins Mitarbeitern. Er arbeitet seit 20 Jahren in der Klinik und ist ein allseits beliebter Kollege. Dass Frau Karlin seine Vorgesetzte ist, hat nie Probleme bereitet, nicht zwischen den beiden und auch nicht zwischen den Patienten und den beiden.

▼

Dies ändert sich aber mit dem neuen Patienten Herrn Wu aus China. Als Sie Herrn Wu medizinisch versorgen wollen, zeigt er durch eine abwehrende Gestik, dass er nicht einverstanden ist, dass Frau Karlin ihn pflegt. Herr Wu spricht kein Deutsch und ist durch seinen Gesundheitszustand auch nicht in der Lage, sich auf Englisch zu unterhalten. Es muss also ein Dolmetscher hinzugeholt werden, damit der Pflegeplan dem Patienten vermittelt werden kann. Die behandelnde Stationsärztin Frau Dr. Weirich findet auch keinen Zugang zu dem Patienten, der auf jede Ansprache mit distanziertem Schweigen reagiert.

Als der Dolmetscher eintrifft, redet Herr Wu ungewöhnlich emotional auf den Dolmetscher ein und sieht immer wieder zu Frau Karlin und Frau Dr. Weirich hinüber. Als die Unterredung beendet ist, kommt der Dolmetscher zu den beiden Frauen und erklärt, dass Herr Wu definitiv nicht von »Lernschwestern« behandelt werden will, sondern von einem Arzt seines Vertrauens. Er sieht sowohl Frau Karlin nicht in ihrer Funktion als auch nicht Frau Dr. Weirich und besteht darauf, dass Herr Vuorno ihn behandeln müsse, da er der einzige kompetente Mitarbeiter auf der Station sei. Herr Wu geht fest davon aus, dass Herr Vuorno aufgrund seines Alters und seines Geschlechts die führende Stellung innehat und man ihn als Patient zweiter Klasse behandelt, weil man ihn von jungen, »unerfahrenen« Schwestern pflegen lässt. Es ist Herrn Wu nicht klarzumachen, dass sowohl Frau Karlin als auch Frau Dr. Weirich seine gut qualifizierten Ansprechpartnerinnen sind und dass Herr Vuorno keinerlei Weisungsbefugnis hat.

Auch dass auf der Station in einem Team zusammen gearbeitet wird und in diesem Team eine gute Zusammenarbeit herrscht, in der keine Anweisungen mehr gegeben werden, sondern sich jeder frei in seinem Aufgabengebiet bewegt, ist für Herrn Wu nicht nachvollziehbar.

Er möchte verlegt werden, wenn Herr Vuorno sich den jüngeren Frauen gegenüber nicht klar anweisend ausdrücken kann. Er fühlt sich medizinisch nicht gut versorgt, da er erwartet, dass Herr Vuorno seiner Meinung nach den beiden Damen Anweisung gehen müsste, wie sie ihn medizinisch zu versorgen haben.

- **Unterschiedliche Vorstellungen über Macht und Hierarchie**

Hier geht es um die schon zuvor erwähnte kulturelle Dimension, die Einstellung zu Macht und Hierarchie, zu Regeln und Gehorsam, die der Kulturwissenschaftler Geert Hofstede, der in der Wirtschaft

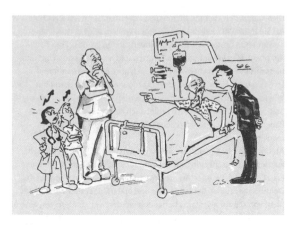

◘ **Abb. 4.1** Hierarchie

sehr bekannt geworden ist, mit Machtdistanz umschrieben. Hofstede hat herausgefunden, dass Menschen gemäß ihrer Herkunftskultur unterschiedliche Erwartungen und Umgangsweisen mit den Faktoren Macht und Autorität haben. Macht und Autorität gibt es in jeder Kultur. Wer diese aber innehat und ausübt und wie dies in der betreffenden Gesellschaft gesehen wird, ist weltweit sehr unterschiedlich. Es gibt Kulturen, in denen herrschen klare Richtlinien, wer über einen Machtstatus verfügen kann und wer nicht. Wenn man z. B. die indische Gesellschaft betrachtet, so ist es schon durch die Geburt festgelegt, welche Aufstiegschancen man später im Leben hat. In China kann nur ein Mensch Autorität, Weisungsbefugnis und Status haben, der über ein ausreichendes Alter verfügt. Oft wird auch Frauen ein Status als Führungskraft nicht abgenommen, insbesondere nicht, wenn es sich um eine junge Frau handelt.

Übergeordnet kann man feststellen, dass Ungleichheit, die in jeder Gesellschaft existiert unterschiedlich geregelt wird. Es gibt Kulturen, die flache Hierarchien und eine recht gleichmäßige Aufteilung von Macht und Autorität bevorzugen und erwarten. Die skandinavischen Länder sind hier führend, was die Nivellierung von

Machtstrukturen und »Powersharing« angeht. Und es gibt eben die Kulturen, die genau andersherum eine klare Aufteilung von Macht und Autorität bevorzugen, in denen ein bestimmter Mensch die Autoritätsstellung aufgrund von Alter, Geschlecht oder auch Familienzugehörigkeit hat. Dies ist z. B. in weiten Teilen Chinas der Fall (◘ Abb. 4.1). In China akzeptiert der Untergebene die Hierarchie ohne sie in Frage zu stellen. In dieser Gesellschaft hat jeder seinen festen Platz, der sich eher durch das Alter als durch Qualifikation ändert.

Beispiel

Herr Wu sieht als einzige für ihn vorstellbare medizinische Führungskraft Herrn Vuorno und kann nicht verstehen, warum dieser seine Aufgabe an die beiden Damen Karlin und Dr. Weirich abgibt und nicht seiner vermeintlichen Aufgabe als Chef der Station nachkommt. Diese Vorstellung ist so tief in ihm verwurzelt und er sieht sie derartig selbstverständlich als gegeben an, dass ihm die Pflege von Frau Karlin und Frau Dr. Weirich als falsch und unverantwortlich vorkommt, worüber er sich auch bei dem Dolmetscher beschwert.

In dieser recht extremen Situation ist es nicht ratsam kommentarlos darauf zu bestehen, dass Frau Karlin und Frau Dr. Weirich ihre Arbeit machen, sondern es herrscht ein klarer Erklärungsbedarf. Herr Wu muss darüber informiert werden, dass eben die Damen, auch wenn dies nicht gut für ihn als Patienten nachvollziehbar ist, die Station leiten und er muss beruhigt werden, dass er in besten Händen ist. In der Regel hilft die Aufklärung über das Missverständnis weiter, da die Patienten an sich nur den Wunsch haben, kompetent behandelt und gepflegt zu werden. In Extremfällen, wenn der Patient sich absolut nicht aufklären lässt, sollte in Erwägung gezogen werden, ob ein Arzt hinzugezogen werden kann, der eher der Erwartung des Patienten entspricht. Dies ist aber nicht immer möglich. Der Dolmetscher sollte in der Lage sein, die Aufteilung und Arbeitsweise auf der Station zu erklären, damit der Patient seine Angst vor einer Fehlbehandlung verliert.

- **Respekt und Abwertung als Folge von unterschiedlichen Vorstellungen über Status und Hierarchie**

In wieweit wird Hierarchie als natur-, status- oder gottgegeben angesehen? Welchen Respekt hat der Einzelne vor Menschen in einer höheren Position? Diese Fragen umschreiben die kulturelle Dimension um Macht- und Hierarchiedenken sowie die Akzeptanz von Rollen- und Statusunterschieden.

Eine ungleiche Machtverteilung ist in etlichen anderen Ländern wesentlich akzeptierter als in Deutschland, wo Gleichheit und Emanzipationsgedanke wichtige kulturelle Werte darstellen. Hierarchien und gesellschaftliche Ungleichheiten werden z. B. in vielen Kulturen des nahen und mittleren Ostens oder in weiten Teilen Asiens vorausgesetzt und nur wenig oder gar nicht hinterfragt, teils auch automatisch erwartet, wenn jemand eine wichtige Position innehat.

Da die Mitglieder von hierarchieorientierten Kulturen die Hierarchien ihrer Gesellschaft kennen, verhalten sie sich auch danach und setzen ihr Verhalten in Dominanzverhalten gegenüber »Rangniedrigeren« und Respekt gegenüber »Ranghöheren« um. Ein Patient, der einer Kultur angehört, wo Alter mit Autorität verbunden ist und der älter ist, erwartet von vornehrein mehr Respekt von den Pflegenden als ein jüngerer, und er erwartet auch, dass er von einem besseren, erfahreneren Arzt oder Pfleger »bedient« wird als ein jüngerer Patient.

Dies führt im Gesundheitswesen hin und wieder zu Konflikten, wenn ein Pflegender eine Anweisung geben möchte, aber der Patient eine medizinische Anweisung nur von einem Arzt akzeptiert.

4.3   In Kürze

- Im Inneren einer jeden Kultur liegt das, was über Generationen an richtigem und falschem Verhalten weitergegeben wird.
- Erzogen und an die folgenden Generationen weitergegeben wird das, was sich in einer Kultur als bestes Muster zur Lebensbewältigung etabliert hat. Hierunter fallen die kulturellen Standards die sich von Kultur zu Kultur sehr unterscheiden, die aber auf Einstellungen, Verhalten und das Wertegefüge ganz zentrale Auswirkungen haben. Dennoch sei auch an dieser Stelle wieder davor gewarnt, kulturelle Standards wie ein Rezeptbuch zu begreifen und den Menschen damit aus dem Blickfeld zu verlieren.
- Eine andere Unterscheidung sind die kulturellen Dimensionen. Unter den kulturellen Dimensionen versteht man die Ausprägung zu einer bestimmten Dimension wie Individualismus

oder Kollektivismus zu der sich eine Kultur zählt und die wiederum einen starken Einfluss auf das Alltagsverhalten hat.
— Es ist sinnvoll, sich im Kontakt mit anderen Kulturen einen kleinen Überblick über die jeweils vorherrschenden kulturellen Standards und die Ausprägung der kulturellen Dimensionen zu verschaffen.

Literatur

v. Bose A, Terpstra J (2012) Muslimische Patienten pflegen – Handbuch Betreuung und Kommunikation. Springer, Heidelberg

Hampden-Turner C, Trompenaars F (1994) The seven cultures of capitalism: value systems for creating wealth in the United States, Britain, Japan, France, Sweden, and the Netherlands. Piatkus, London

Hofstede GH (1991) Cultures and organizations: Software of the Mind. McGraw-Hill, London New York

Trompenaars F, Hampden-Turner C (1997) Riding the waves of culture: understanding cultural diversity in business. Nicholas Brearley, London

Thomas A, Kinast EU, Schroll-Machl S (2005) Handbuch Interkulturelle Kommunikation und Kooperation, Vandenhoeck & Ruprecht, Göttingen

Sprache und Kommunikation – Stolpersteine der Beziehung in Gesundheitsberufen

A. von Bose

A. von Bose, *Bunte Vielfalt – Interkulturelle Zusammenarbeit in Gesundheitsberufen (Top im Gesundheitsjob)*,
DOI 10.1007//978-3-662-43580-9_5
© Springer-Verlag Berlin Heidelberg 2014

5.1 Stellenwert der Kommunikation

Glaubt man den einschlägigen Verkaufszahlen in Buchhandlungen, so kommt dem Thema zwischenmenschliche Kommunikation ein sehr hoher Stellenwert zu. Warum ist das so? Bei der menschlichen Kommunikation handelt es sich immer um einen vielschichtigen Prozess von Interaktionen die der Verständigung dienen. Der Kommunikationsforscher Paul Watzlawick hat den bekannten Satz geprägt:

>> Man kann nicht nicht kommunizieren!

Kommunikation besteht aus mehreren Prozessen, die zwischen zwei Menschen ablaufen (◘ Abb. 5.1).

Kommunikation hat immer eine Absicht, das ist nachvollziehbar. Was ist aber mit dem unbeabsichtigten Prozess der Bedeutungsvermittlung, der in jeder Kommunikationssituation mitschwingt? Paul Watzlawick hat verdeutlicht, dass Kommunikation immer dann stattfindet, wenn einem bestimmten Verhalten eine Bedeu-

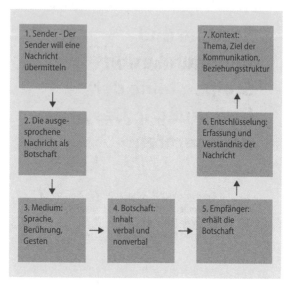

◻ Abb. 5.1 Kommunikation

tung zugeschrieben wird. Im Klartext heißt das: jeder Mensch kann ohne es zu wollen oder auszusprechen einem anderen Menschen eine Botschaft vermitteln, die er oder sie heraus hört oder aus Ihrem Verhalten entnimmt und die er oder sie dann auf seine Weise interpretiert.

Kommunikation ist der Dreh- und Angelpunkt der Beziehung zwischen Menschen. Ohne eine gelungene Kommunikation gibt es Missverständnisse und enttäuschte Erwartungshaltungen. Geht die Kommunikation schief, so ist ein Konflikt, der dann auch noch rasend schnell eskalieren kann, die logische Folge und fortan ist die Begegnung der beiden beteiligten Parteien erschwert.

5.1.1 **Kommunikation im interkulturellen Zusammenhang**

Im interkulturellen Zusammenhang ist es noch extremer zu sehen. Geht hier die Kommunikation schief, dann wird das nach draußen getragen und ähnlich wie einem Stein, den man in das Wasser wirft und der etliche Wellen fabriziert, ist es auch mit der Kommunikation. Die Wellen, die von dem Stein ausgehen, berühren den Stein nicht und dennoch sind sie von ihm ausgelöst worden. Dieses Bild können wir für jede Kommunikationssituation zugrunde legen, denn die betreffenden Parteien berichten über ihr individuelles Erleben der Situation bei anderen, unbeteiligten. Und diese tragen das Gehörte weiter. Ist es gut, so hat die »Wellenwirkung« positive Auswirkungen, etwa indem der Ruf einer Pflegeinstitution sich nach außen hin ganz merklich verbessert – genauso kann und wird es aber auch bei Negativbeispielen sein. Hier wird dann ein Stereotyp auf das andere gepackt, jeder hat eine ähnliche schlimme Situation schon erlebt und gibt seinen negativen Anteil dazu und schon finden wir uns in dem üblen Topf der Vorurteile und Klischees.

- **Konflikte aufgrund unterschiedlicher Geschlechterrollen**

Im Folgenden möchte ich die Beziehung von Kommunikation und interkulturellen Konfliktarten genauer beleuchten. Das Ziel hierbei ist immer, die gelungene Teamarbeit in multikulturellen Gruppen und die Steigerung der Erreichbarkeit für Migranten und der Abbau von Konflikten in der Gesundheitspflege.

Beispiel

- Eine Gruppe türkischer Lernschwestern erledigt schweigend mehr Arbeit als die deutschen, die dies schnell herausbekommen haben. Gespräche werden zwischen den beiden Gruppen nicht geführt und Ihnen als Ausbilder fallen das Verhalten und die immer größer werdende Unzufriedenheit auf.
- Ein junger Patient aus Rumänien ignoriert Sie als weibliche Schwester völlig, behandelt Sie wie Luft. Gegenüber Ihren männlichen Kollegen verhält er sich aber sehr freundlich und kooperativ.
- Drei Ärzte arabischer Herkunft behandeln das weibliche Pflegepersonal geringschätzig, reden sie immer mit Vornamen an und äußern sich in deren Beisein abfällig über deutsche Frauen.

Weibliches Pflegepersonal macht die Erfahrung, dass manche männliche Patienten unabhängig von ihrem Alter, die aus patriarchalisch geprägten Kulturen stammen, Frauen als kompetente Autoritätsperson nicht anerkennen. Sie legen ein demonstratives Machoverhalten an den Tag, verweigern Kooperation und Leistung und stören damit auch ihren eigenen Gesundungsprozess oder den Teamzusammenhalt.

Was liegt der unterschiedlichen Wertung von Arbeit von Männern und Frauen, die so oft beobachtbar ist eigentlich zugrunde? Trifft hier weibliche Autorität auf männliches Dominanzverhalten? Zunächst sollen hier die Hintergründe und Ursachen für das Verhalten der Männer aus den Beispielen, herausgefunden werden.

— Nehmen sie Arbeitsaufträge von Frauen nicht entgegen, weil dies tatsächlich ihrem kulturell geprägten Rollenverständnis von Männern und Frauen widerspricht?

— Sind ihre abfälligen Äußerungen gegenüber Frauen wirklich sexistisch?

— Haben Frauen, die aus patriarchalisch geprägten Kulturen stammen, keine Rechte und übertragen dies die jeweils betreffenden Personen auf ihre deutsche Lebenswelt?

— Liegen den Konflikten vielleicht ganz andere Ursachen zu Grunde?

Ein Ziel bei der Analyse dieser Verhaltensweisen sollte es sein, die eigenen Deutungsmuster zu hinterfragen und – falls notwendig – zu korrigieren. Daher sollen Ihnen über die Informationsvermittlung Methoden an die Hand gegeben werden, anhand derer Sie insgesamt ein besseres Verständnis für die Konfliktpartner entwickeln können.

Wie können Frauen mit solchen Situationen umgehen?

— Wie reagiere ich als Ärztin/Ausbilderin/Stationsleiterin auf Pflegepersonal im Team oder auf Patienten, die sich meinen Anweisungen widersetzen?

— Muss ich die Anweisungen anders formulieren?

— Soll ich mehr Druck ausüben oder wird dies dann als rassistisch gesehen?

— Muss ich künftig einen männlichen Kollegen hinzuziehen?

— Soll ich Teamgespräche einberufen?

Stellen Sie sich noch einmal folgende Situation vor: Ein männlicher Patient verweigert sich den Anweisungen der deutschen weiblichen Pflegenden. Betrachten wir die Situation genauer und sammeln wir Fragen, die Ihnen vielleicht zu diesem Fallbeispiel durch den Kopf gehen.

- Ist diese Gesprächsverweigerung allein auf Verständigungsprobleme aufgrund sprachlicher Mängel zurückzuführen? Oder dienen die Sprachprobleme als Vorwand, Anweisungen nicht Folge leisten zu müssen?
- Warum wird die weibliche Autorität nicht respektiert und nicht anerkannt? Gibt es Akzeptanzprobleme in Zusammenarbeit mit Kollegen?
- Warum ist die Zusammenarbeit mit den Angehörigen schwierig und wer ist der geeignete Ansprechpartner, um den Konflikt zu entschärfen? Warum schwelt der ungerechtfertigte Vorwurf der Ausländerfeindlichkeit immer im Hintergrund?
- Was soll ich tun bei Aggressionen? Herrscht ein Geschlechts- oder ein Generationenkonflikt vor?
- Welche Erwartungshaltung haben die betroffenen Parteien eigentlich?

- **Hintergründe zu interkultureller Kommunikation**

Menschen im Kontext interkulturellen Zusammenlebens in Deutschland leben viele unterschiedliche Lebensmuster. Eine Vereinheitlichung kann es nicht geben. Die Einteilung nach Rechtsstatus, nach Staatsangehörigkeiten, nach Herkunftsländern, Flüchtlingszahlen und Bevölkerungsentwicklung gibt einen statistischen groben Überblick über die gelebte Vielfalt in diesem Land.

Erkenntnisse daraus sind:
- Vielfalt ist in den deutschsprachigen Ländern der EU normal.
- Es existiert ein Konfliktpotenzial durch strukturelle Ungleichheiten.
- Hintergrundwissen ist immens wichtig zur Identifikation von Konflikten im (Arbeits)alltag.
- Interkulturelle Kompetenz bedeutet, den Umgang mit Diversität zu beherrschen.
- Probleme und Konflikte sollten als Chance zum Lernen begriffen werden.

5.1.2   Nonverbale Kommunikation

Wir können davon ausgehen dass die nonverbale Kommunikation schneller und intensiver ist als die verbale.

Die Bedeutungszusammenhänge nonverbaler Kommunikation sind kulturell bedingt unterschiedlich, aber eine Klärung ist durch entsprechendes Hintergrundwissen über die jeweilige Kultur möglich. Die Gefahr, in die sprichwörtlichen Fettnäpfchen zu treten, ist im Bereich der nonverbalen Kommunikation besonders groß, da immer der Beziehungsaspekt der kommunizierenden Partner im Mittelpunkt steht. Nonverbale Kommunikation ist effektiv, birgt aber eine große Gefahr von Missverständnissen, die ohne gemeinsame Sprache nicht geklärt werden können. Diese gemeinsame Sprache basiert aber wieder auf ähnlichen Denkmustern, denn die einfache Wortübersetzung schützt nicht vor Missverständnissen, wenn die Worte einen anderen Sinnzusammenhang haben.

■   **Unterschiedliche Bedeutung von Ehre**

Ein Beispiel für solche unterschiedlichen Sinnzusammenhänge ist der Ehrbegriff in der arabischen und türkischen Sprache und in der deutschen. Im Deutschen wird die Ehre mit Selbstverantwortung und Erfolg in allen Bereichen des Lebens in Zusammenhang gebracht. Ein ehrenvoller Mensch ist demnach einer, der erfolgreich sein Leben im Privaten und im Geschäftsleben gestaltet und der dafür Anerkennung erhält. Zur Ehre gehört wofür besonderer Respekt erwartet wird.

Der Begriff der Ehre im türkischen und im arabischen hängt von einem ganz anderen Bedeutungszusammenhang ab, der wieder die Merkmale der Kollektivkultur aufweist (▶ Abschn. 3.3). Hier wird Ehre mit dem Verhalten aller Mitglieder einer Familie und insbesondere dem tugendhaften Verhalten der Frauen in der Familie in Beziehung gesetzt. Dieses System wird am Beispiel der Muslime erläutert, hat aber auch Gültigkeit für andere Kulturen bzw. Religionen, wie etwa der christlich-katholischen oder auch der christlich-orthodoxen. Erkennbar ist hier wieder der Einfluss der Traditionen der Kollektivkultur auf die Religion und umgekehrt.

In diesem Sprachgebrauch ist ein ehrenvoller Mensch derjenige, der es geschafft hat, dass alle Menschen in seiner Familie sich gut und richtig verhalten. Was ich damit erklären möchte ist, dass es immer einen kulturell bedingten emotionalen Bezug zu bestimmten

Begriffen gibt, die auch bei genauer Übersetzung eine andere Lebenswelt beinhalten können.

Um bei diesem Ehrbegriff zu bleiben wird die Ehre eines Menschen durch die Meinung der Gesellschaft von ihm bestimmt (»Was sollen die anderen von uns denken?«). Sie kann erhalten werden durch das Ansehen der Person (den »guten Ruf«) und durch die Anerkennung und den Respekt, den das gesellschaftliche Umfeld dieser Person entgegen bringt.

❯ **Menschliche Kommunikation ist der Versuch, jedes Verhalten zu entschlüsseln und ihm eine Bedeutung zu geben. So verstanden bekommt sogar Schweigen einen Mitteilungscharakter was in den Modellen der indirekten Kommunikation oder der Highcontext-Kommunikation besonders deutlich wird.**

Beispiel
Herr Servet Öztürk ist Physiotherapeut an der Georgen-Klinik.
Er bekommt regelmäßig Aufträge zur Behandlung von Patients. Diese werden ihm von Frau Kuhlmann übermittelt, die im Personalbüro arbeitet. Es ist wieder Januar, die Zeit nach den Winterferien, in der die Auftragslage bedingt durch etliche Skiunfälle nach oben schnellt. In diesem Jahr aber ruft Frau Kuhlmann nicht an. Der Hintergrund, warum Frau Kuhlmann nicht anruft, ist ganz einfach: in diesem Jahr ist kein einziger Patient nach einem Skiunfall aufgenommen worden. Herr Öztürk jedoch denkt, dass er durch irgendein Verhalten Frau Kuhlmann beleidigt habe und sie sich nun einen neuen Physiotherapeuten gesucht habe. Er wartet einen Monat und ruf Frau Kuhlmann an. In dem Telefongespräch entschuldigt er sich aufrichtig für seine Fehler und bittet sie ihm zu verzeihen. Frau Kuhlmann ist völlig verwirrt von diesem Anruf. Sie weiß überhaupt nicht, für was sich Hr. Öztürk entschuldigt, da er nur sehr vage von seinen Fehlern spricht und ihr auch nie ein fehlerhaftes Verhalten bei ihm aufgefallen ist.

Wir sehen an diesem kleinen Fallbeispiel, warum man nicht nicht kommunizieren kann. In der interkulturellen Zusammenarbeit oder überhaupt in Begegnungssituationen zwischen Kulturen kommt der Kommunikation, dem gesprochenen Wort, dem Schweigen, der richtigen oder falschen Übersetzung von Verhaltensweisen neben der Sprache eine immense Bedeutung zu.

5.2   **Direkte und indirekte Kommunikation**

Zur Einführung in dieses wichtige Kapitel möchte ich Ihnen ein kleines Rätsel aufgeben:

Ein Deutscher, ein Amerikaner, und ein Japaner gehen zusammen in einen McDonald's. Alle drei bestellen sich einen Burger und alle drei erhalten einen Burger dessen Fleisch verbrannt ist. Die Frage ist nun, wie drücken die drei ihren Unmut aus und wie schaffen sie es, dass sie kostenlos einen neuen Burger erhalten? Alle drei kommunizieren unterschiedlich. Alle drei kommunizieren nach den Kommunikationsregeln ihrer jeweiligen Herkunftskultur. Die Kommunikationsstruktur in den drei betreffenden Kulturen unterscheidet sich v. a. in dem Maße indem direkt oder indirekt kommuniziert wird.

Unter **direkter Kommunikation** versteht man die knappe und zielgerichtete Art und Weise zu kommunizieren, um auf schnellstem Wege ein Ergebnis zu erhalten. Unter **indirekter Kommunikation** versteht man in erster Linie Beziehungsaufbau, der möglichst harmonisch gestaltet werden sollte. Kommunikation auf indirekte Art und Weise hat viele Tabus wie z. B. das Nein sagen oder auch ganze Gesprächsbereiche, weil man davon ausgeht, dass man den anderen verletzt, wenn man ihn mit einem harten »Nein« sprich einer Ablehnung oder Grenze konfrontiert.

Wie reagieren also jetzt unser Amerikaner, unser Deutscher und unser Japaner? Wie wir uns denken können, reagiert der Deutsche sehr direkt. Er beschwert sich und verlangt nicht besonders höflich einen neuen Burger, da er ja für eine gute Ware bezahlt habe. Er sagt: »Das gibt's doch gar nicht! Kommen Sie mal her und schauen Sie sich das an! Mein Fleisch ist vollkommen verbrannt, bringen Sie mir sofort einen neuen Burger oder ich wende mich an ihren Vorgesetzten!«

Ein wenig anders reagiert der Amerikaner: Er öffnet den Burger und zeigt dem Verkäufer mit einem verbindlichen Lächeln das verbrannte Fleisch und sagt dabei: »Sehen Sie mal hier – das ist nicht die gewohnte Qualität von McDonald's, aber das kann ja mal passieren. Können Sie mir bitte einen neuen Burger bringen?«

Wirklich spannend wird es jetzt bei dem Japaner, von dem wir wissen, dass er nur sehr indirekt kommuniziert und eine Beschwerde oder Kritik wie sie die beiden anderen Herren verlauten lassen, nicht möglich ist. Was für Möglichkeiten hat er, ohne sich zu beschweren, zu dem gleichen Ergebnis zu kommen? Ich lasse sich hier mit diesem Rätsel alleine und wende mich den Regeln über direkte oder indirekte Kommunikation zu. Die Auflösung des Rätsels finden Sie am Ende des Kapitels.

5.2.1 High-context- und Low-context-Kulturen

Kulturwissenschaftler haben dem Bereich der Kommunikation von jeher eine große Aufmerksamkeit gewidmet. Edward T. Hall hat in seinem Buch »Die stille Sprache« (The Silent Language) beschrieben, dass sich Kulturen hinsichtlich ihres Kommunikationsstils grundsätzlich in zwei Arten von Kommunikationskulturen aufteilen lassen: in die High-context- und in die Low-context-Kulturen.

- **High-context-Kulturen**

High-context-Kulturen haben einen indirekten Kommunikationsstil. Sie nutzen den gesamten Rahmen der Gesprächssituation, um ihre Botschaft zu übermitteln. Dabei ist es nicht unüblich, dass die Botschaft verschlüsselt übermittelt wird. Im Vordergrund dieses Konzeptes steht der Aufbau einer harmonischen Beziehung mit dem Gesprächspartner. Daher müssen wichtige und sensible Bereiche im Gespräch zunächst einmal verschlüsselt werden, damit die Harmonie nicht gefährdet wird. Das bedeutet, dass Hinweise und Signale auch von der nonverbalen Ebene elementare Bestandteile der Botschaft sind.

> ❯ Das was zwischen den Zeilen steht ist im Prinzip das, was wichtig ist. Die Beziehung zwischen dem Sender und dem Empfänger der Botschaft ist ein wichtiger Teil der Botschaft.

Konkret bedeutet es, dass das Gesagte immer nur im Zusammenhang mit dem jeweiligen Kontext und nicht im Zusammenhang mit dem tatsächlich ausgesprochenen Wort zu verstehen ist. Im gesprochenen Wort findet sich nur ein geringer Teil der Information. Der größere Teil der Information versteckt sich sozusagen zwischen den Zeilen, im Verhalten, in körpersprachlichen Aspekten und in dem, was nicht gesagt wird. Aussagen werden nicht wörtlich interpretiert, da die Bedeutung einzelner Sätze sich nur aus dem Gesamtzusammenhang des Gesprächs ergeben kann.

Typisch für sprachliche Äußerungen in High-context Kulturen sind folgende Merkmale:

- Das Gesagte ist vieldeutig.
- Es werden viele unklare Andeutungen gemacht.
- Harmonie und Gesichtswahrung prägen diesen Kommunikationsstil.
- Indirekte Kommunikation ist ein Merkmal von Kollektivkulturen.

- **Low-context-Kulturen**

Im Gegensatz zu den High-context-Kulturen kommunizieren Low-context-Kulturen sehr direkt. Low-context-Kulturen haben einen sehr direkten Kommunikationsstil, sie reden nicht lange herum und sie betrachten Sprache als ein Medium, um ein Ziel zu erreichen. Hier spielt der Kontext des Gesagten für die Bedeutung einer Botschaft eine untergeordnete Rolle. Die Bedeutung der Botschaft liegt in erster Linie in dem, was auch ausgesprochen und gesagt wird. Die Botschaften werden direkt formuliert und auch wörtlich genommen und interpretiert. Es besteht eine hohe Verpflichtung zur Wahrheit, ja eine größere Verpflichtung zur Wahrheit als zur Höflichkeit. Sprache und Kommunikation an sich wird bei diesem Kommunikationsstil versachlicht und dies erlaubt auch Negativkritik, die als konstruktiv verstanden wird. Für Vertreter von High-context-Kulturen gibt es kaum ein peinlicheres Moment als Kritik in der Öffentlichkeit zu erfahren. Vertreter von Low-context-Kulturen lernen frühzeitig Kritik zu üben und mit Kritik umzugehen, um aus den eigenen Fehlern zu lernen. Die Kommunikation bei Low-context-Kulturen ist direkt und sehr eindeutig. Das, was jemand sagt, ist auch meistens das, was gemeint ist. Sich klar und unmissverständlich auszudrücken, gehört zu den kommunikativen Kompetenzen in Low-context-Kulturen. Seine Meinung klar und deutlich zu äußern und anderen offen zu widersprechen oder an Anderen Kritik zu üben ist üblich. Dieser Kommunikationsstil ergibt sich aus den Anforderungen der Individualkultur: Eigenverantwortung und Selbstreflexion sind Kompetenzen, die die Low-context-Kommunikation ermöglichen.

Wie wir anhand der Grafik (◘ Abb. 5.2) sehen können, gehören Deutschland und die Schweiz zu den Kulturen, die am direktesten kommunizieren und die Klarheit und Effizienz in den Vordergrund ihrer Kommunikation stellen. Auf der anderen Seite der Kommu-

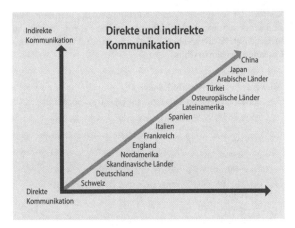

□ **Abb. 5.2** Direkte und indirekte Kommunikation

nikationsskala befinden sich Kulturen wie Japan, China, afrikanische und arabische Länder.

5.2.2 Unterschiede in der Kommunikation von Deutschen und Chinesen

Betrachten wir noch einmal eingehender die unterschiedlichen Kommunikationsstile in Deutschland und in China, um die Unterschiede in der Kommunikation zu verdeutlichen. Wenn sich ein Deutscher und ein Chinese begegnen, teilen sie nur ein winziges gemeinsames Territorium von »Bekanntem«. Alles andere ist fremd und verwirrend.

▪ Wahrnehmung

Um die Unterschiede in den Konzepten unserer Welt und der chinesischen zu verdeutlichen, können wir noch tiefer gehen als bei den sonstigen kulturellen Unterschieden. Das heißt, hier treffen nicht nur unterschiedliche Traditionen, Werte und Normen aufeinander, sondern das gesamte Denken ist anders ausgerichtet und von dem

Kontext der jeweiligen Kommunikationsstruktur bestimmt. Wie sind wir gewohnt zu denken? Lineares Denken steht in Deutschland im Gegensatz zu divergentem, holistischen, ganzheitlichen oder umfassenden Denken in China.

Lineares vs. holistisches Denken

- **Lineares Denkmuster** in Deutschland und in anderen Low-context-Kulturen
    - Primär Lösungsorientiert
    - Linear
    - Zielgerichtet
    - Exakt
    - Naturwissenschaftlich
    - Logisch
    - Systematisch
    - Abstrakt
    - Konzentration auf das Wesentliche
    - Linke Gehirnhälfte wird bevorzugt ausgebildet; sprachliches, logisches, systematisches Denken wird schon in der Erziehung trainiert
    - Wiederholungen sind ein Zeichen von Unverständnis

- **Holistisches** Denkmuster in China und anderen High-context-Kulturen
    - Kreativ
    - Divergent
    - Setzt sich in Bewegung, um eine Richtung zu finden
    - Macht Gedankensprünge
    - Kein entweder – oder
    - Kein ja oder nein
    - Suche nach Synthesen, Gemeinsamkeiten
    - Berücksichtigt auch Belanglosigkeiten
    - Erforscht neue Wege um etwas Neues hervorzubringen
    - »Viele Wege irgendwohin«
    - Nutzt Wiederholungen, um die Wichtigkeit des Gesagten zu unterstreichen

Das Modell von Kreis (ganzheitlich) und Linie (linear) in der Kommunikation lässt sich verwenden, um viele Unterschiede zwischen Deutschen und Chinesen in der Denkweise und Kommunikation zu beschreiben. Während der Chinese in nahezu all seinem Handeln und Wirken in eine Struktur (Kreis) eingebunden ist, ist der Deutsche zunächst nur für sich selber verantwortlich. Hier stehen sich die kulturellen Modelle von Individualismus und Kollektivismus gegenüber.

In der Kommunikation heißt das, die direkte Kommunikation hat immer eine klare Zielrichtung und es gibt nur ein »ja« oder »nein«, ein »entweder« oder ein »oder«. Die indirekte Kommunikation vermeidet Extreme, sucht immer nach Übereinstimmung und Vereinigung sowie Harmonie im Gespräch. Der Beziehungsaufbau ist immens wichtig für beide Gesprächspartner.

■ **Welche Folgen ergeben sich für die Pflege?**

Für den Chinesen ist ein guter Umgang und ein angenehmes Klima von großer Bedeutung, der Deutsche möchte schnell eine Lösung haben. Das macht den Umgang zunächst einmal für beide Seiten etwas ungewohnt und vielleicht auch schwerfällig. In jedem Bereich wo schnelle Entscheidungen zu fällen sind, oder es um termingerechte Behandlungsschemata geht, wird der chinesische Patient sich schwer tun, wenn er sich unsicher und nicht holistisch beraten fühlt. Er gerät unter Druck, wenn schnelle Entscheidungen zu fällen sind, die gemäß der Planungsstruktur in Deutschland üblich sind. Und er überfordert sich und andere, wenn er versucht vielfältige Lösungen für ein nur einfach zu lösendes Problem zu finden. Das wiederum macht es für Pflegende hier so anstrengend, denn hier ist man ja gewohnt möglichst schnell eine Lösung zu finden. Dies kann auch im multikulturellen Team zu Unwillen führen.

Unser Denken trennt in der Argumentation auch strikt zwischen Person und Sache. In China ist auch das anders, da jede »objektive« Darstellung zunächst einmal eine Darstellung ist, die ein Mensch hervorbringt. Eine Beurteilung gibt auch immer ein Mensch ab. Also ist folglich die Meinung einer Person Teil seiner Persönlichkeit, die respektiert werden muss. Und ein nach unserem Sinne sachlicher Einschub oder Widerspruch wird dann zum direkten und unhöflichen Angriff auf die Persönlichkeit. Hier liegt der Grund dafür, dass den Aussagen einer Person deshalb grundsätzlich nicht offen und direkt widersprochen werden darf. Der andere Grund liegt in dem Face-Konzept, dem Konzept von Gesichtswahrung und Harmonie, das nicht angegriffen werden darf.

- ▪ »Nein-Management«

In der Welt von High-context-Kulturen wie der der Chinesen gibt es kein definitives »Nein«. Nein wird als störend, konfrontierend und kontraproduktiv empfunden. Außerdem ist ein »Nein« eine vorschnelle Lösung, wo es mit Kreativität auch eine bessere Alternative gegeben hätte. »Nein« wird auch nicht als Lösung ernstgenommen, da es als unausgegoren gilt. Sagen Sie ein »Nein«, denkt ihr chinesisches Gegenüber, sie hätten die Sache noch nicht konsequent zu Ende gedacht. Er wird u. U. mit dem gleichen Problem zu einem späteren Zeitpunkt wiederkommen und denken, dass es dann eine andere Lösung gibt. Und auch ein weiteres »Nein« wird nicht dazu führen die Sache fallenzulassen bzw. zu erledigen. Noch subtiler wird es, wenn Ihr chinesisches Gegenüber denkt ihr »Nein« wäre einfach auf eine persönliche Antipathie zurückzuführen.

Welche Formen der Ablehnung werden nun aber gehört und wahrgenommen?

Um eine Ablehnung zu formulieren, stehen indirekt kommunizierenden Menschen mehrere Möglichkeiten der indirekten Ablehnung zur Verfügung.

1. **Themenwechsel**: Der Themenwechsel, der in Deutschland als unhöflich gilt, ist in China eine diskrete und höfliche Art das gefährliche Terrain der unstimmigen Kommunikation zu verlassen und sich wieder in eine angenehme und sichere Atmosphäre zu begeben. Bei einem medizinischen Aufnahmegespräch kann man beim Themenwechsel davon ausgehen, dass hier ein gefährlicher Bereich wie etwa ein Tabuthema gestreift worden ist.

2. **Unterbrechen**: Wie beim Themenwechsel stellt das Unterbrechen nach dem Motto »Oh, mir fällt da gerade ein, dass...« eine elegante Flucht aus der unangenehmen Situation dar. Ihnen wird das Signal gesetzt, dass man im Moment keineswegs bereit ist, sich auf dieses gefährliche Thema einzulassen.

3. **Bestätigen, ohne das Thema aufzugreifen**: Auch das Zeigen von Verständnis für Ihr Anliegen, ohne das Thema selber aufzugreifen, etwa durch ein stereotypes »Ja, ja..« signalisiert deut-

liche Ablehnung. Oder anders ausgedrückt sagt ein Patient aus einer High-context-Kultur auf die Frage, ob er etwas verstanden habe nur »Ja, ja....« so kann er durchaus »nein« meinen, in dem Sinne, dass er sich einen zeitlichen Aufschub erhofft. Diese gängige Kommunikationsform ist für uns absolut missverständlich. Es ist daher dringend notwendig, sich den Mechanismus hinter dieser Form der Kommunikation zu vergegenwärtigen und ihn sich einzuprägen.

Was ist also zu tun, wenn es nach unserem Verständnis wirklich um ein klares »Ja« oder »Nein« geht?

Drei Hinweise für solche Gesprächssituationen

- Das wohl wichtigste ist eine angenehme, harmonische Verhandlungsatmosphäre zu schaffen. Das heißt, möglichst jeden Zeitdruck vermeiden, zu versuchen eine entspannte Gesprächssituation herbeizuführen und jedes »entweder oder« zu vermeiden.
- Unangenehme Dinge sollten als letztes besprochen werden, angenehme, leichte zuerst.
- Ordnen Sie die Themen nicht wie gewohnt nach der Bedeutung, sondern danach wie konfliktträchtig sie sind.

■ **Nonverbale Kommunikation nutzen**

Sehr wichtig ist hier auch die nonverbale Kommunikation. Es ist wichtig zu zeigen, dass man zuhört, man sollte auch im nonverbalen Bereich darauf achten, dass man verstanden wird. Wichtig wäre es auch Wertschätzung zu signalisieren, etwa wie sehr man sich freut, den Betreffenden hier begrüßen zu können. Man kann auch an gemeinsame positive Erfahrungen anknüpfen, da dieses Vorgehen Verbindung schafft. Bei einer Störung oder Spannung wäre es gut, sich dem indirekten Kommunikationsmuster anpassen zu können: mit Geduld und Gelassenheit reagieren, jede Aggression zu vermeiden, sich nicht provozieren zu lassen und keine Situation von Druck entstehen zu lassen, weder Zeitdruck noch persönlichen Druck.

- **Des Rätsels Lösung**

Sie erinnern sich noch an unser kleines Rätsel vom Anfang? Hier kommt die Auflösung: nachdem sich der Deutsche sehr direkt beschwert hat, der Amerikaner schon ein paar verbindliche Worte und ein Lächeln in seine Beschwerde eingebaut hat (dies nennt man »softener« in die Kommunikation einbauen), blieb die Frage, wie der Japaner seine Beschwerde ausdrücken kann. Wenn Sie jetzt die Regeln der indirekten Kommunikation ein wenig verstanden haben, wird Ihnen die Antwort nicht mehr wie die berühmten »böhmischen Dörfer« vorkommen: Der Japaner lobt ausgiebig den Salat und die Auflagen des Burgers und lässt kein Wort über das verbrannte Fleisch fallen. Durch die explizite Beschreibung und lobende Hervorhebung einzelner Teile und dem gezielten Weglassen des wichtigsten Teiles muss auffallen, dass genau an dem wichtigsten Teil, hier dem Fleisch, etwas nicht stimmt. Ein japanischer Burgerverkäufer wird ihn sofort richtig verstehen und kommentarlos einen neuen Burger bringen. Pech ist nur, wenn der Japaner einen deutschen Burgerverkäufer vor sich hat, der überhaupt nicht versteht, was der Japaner will. Natürlich ist dieses kleine Rätsel keine wahre Alltagsgeschichte, sondern es dient in seiner Überzeichnung der Illustration der Kommunikationsmodelle von direkter und indirekter Kommunikation.

5.3   Tabuthemen – Umgang ohne Gesichtsverlust

5.3.1   Face-Konzept der Gesichtswahrung

Es gibt einen weiteren maßgeblichen Punkt im Kontakt mit Patienten aus anderen Kulturen – das Schamgefühl als zentraler Wert. Das Konzept von »Face« oder Gesichtswahrung existiert in unterschiedlicher Ausprägung in allen Kulturen. Wann Gesichtsverlust droht, wie das Gesicht gewahrt wird und welche Rolle die Gesichtswahrung in der Kommunikation hat, variiert sehr stark in verschiedenen Kulturen. Das Konzept der Gesichtswahrung steht immer in engem Zusammenhang mit dem Kommunikationsstil, der in der jeweiligen Kultur bevorzugt und praktiziert wird. Es ist wichtig sich mit dem Konzept von Gesichtsverlust in anderen Kulturen auseinander zu setzen, um Handlungsstrategien entwickeln zu können.

Face bezeichnet das nach außen dargestellte Selbstbild eines Menschen, das er für sich beansprucht. Hinter dem Konzept von Face zur Gesichtswahrung steht der Wunsch nach Akzeptanz, Anerkennung und Respekt von außen. Face hat einen ganz maßgeblichen Einfluss auf die individuellen Höflichkeit und das Verständnis von Höflichkeit. Ein Gesichtsverlust droht immer dann, wenn in der Kommunikation unhöfliches Verhalten vorherrscht oder der Respekt angegriffen wird. Erfolgreiches Face-Management ist demnach eine äußerst wichtige Komponente interkultureller Kompetenz. Die Frage ist hier nur: wann fühlen sich Angehörige verschiedener Kulturen bloßgestellt und wodurch.

❯ **Face ist sehr eng mit dem Kommunikationsverhalten in einer Kultur verknüpft. Indirekte Kommunikation, wie sie in den meisten kollektivistischen Kulturen ausgeübt wird, ist mit dem Konzept der Gesichtswahrung verknüpft. Hier gibt es besonders viele Tabus und besonders viele Höflichkeitsregeln in der Kommunikation, damit das Gesicht des Anderen jederzeit gewahrt bleibt.**

- **Schamgefühl – Gesichtsverlust**

Um das Konzept des Gesichtsverlusts das in unterschiedlicher Weise in allen Kulturen besteht, zu erklären, habe ich zur Illustration des Themas Kultur der Chinesen herausgesucht. In China ist das Konzept des Gesichtsverlusts sehr differenziert und mit der indirekten Kommunikation verknüpft. Wer viel mit Chinesen zu tun hat, dem fällt die sprichwörtliche Höflichkeit der Chinesen besonders ins Auge. Egal was der Chinese denken mag, er zeigt es nicht, sondern er zeigt seinem Gegenüber immer eine Haltung von Achtung und Respekt. Und er vermeidet alles, was Anstoß erregen könnte. Sein Anliegen ist es auch im Gespräch eine gute persönliche Beziehung aufzubauen und angenehme Gefühle bei dem anderen zu wecken.

Das oberste Gebot in der Kommunikation für den Chinesen ist: Das Gesicht zu wahren! Das Schlimmste was passieren kann, ist demzufolge das Gesicht zu verlieren. Selbst in einer kritischen Situation wird ein Chinese alles vermeiden, was den anderen bloßstellen könnte. Und er erwartet dasselbe von seinem Gegenüber. Wird er Zeuge davon, wie jemand getadelt oder gar gerügt wird, so ist dies für ihn peinlich und er entnimmt der Situation, dass demnächst er selber so

◻ **Tab. 5.1** Verhaltenskodex im Gespräch	
Deutschland	**China**
Kontroverse Diskussion belebt das Gespräch	Keine Kontroversen
Eigenprofilierung, Selbstdarstellung erwünscht	Persönliche Selbstdarstellung beleidigt andere
Selbstsicherheit demonstrieren	Bescheidenheit demonstrieren
Kritik erlaubt	Kritik ist ausgesprochen peinlich
Ein Problem ist dafür da, gelöst zu werden	Ein Problem darf nahezu nicht angesprochen werden
Klare, schnelle, effiziente Problemlösung	Schlimmer als das Problem ist es darüber zu reden
Klare Standpunkte	Wenn ein Problem zur Sprache kommen muss, dann am besten abends oder bei Dienstende, damit man lange Zeit hat darüber hinwegzukommen und das Selbstwertgefühl sich wieder herstellen kann
Das Wichtigste kommt am Anfang	Das Wichtigste kommt am Schluss
Kontroverse	Synthese
Erfolge vorzeigen	Understatement zeigen
Probleme werden »angepackt«	Probleme werden verneint
Die Sache steht im Vordergrund, nicht die Beziehung. Daher ist eine sachliche, neutrale Sprache ohne Emotionen üblich	Auf gute Atmosphäre bedacht, freundlich, kritiklos, verbale Ablehnung ist disharmonisch

peinlich zurechtgewiesen wird. Deswegen ist es für ihn schon unangenehm, wenn er eine Kritik nur mithört.

Wenn wir uns diesen Kontext verdeutlichen, wo kann es dann Probleme in der Kommunikation geben (◻ Tab. 5.1)?

■　**Chinesen bevorzugen ausführliche Informationen**

Chinesen gehen nicht nach der Priorität, sondern nach dem Prinzip der Steigerung vor. Information werden en bloc und mit viel Liebe zum Detail gegeben, Einzelheiten, Assoziationen und Gedankengänge werden mitgeteilt. Ein chinesisches Sprichwort beschreibt dies gut indem es heißt: »Wenn Du schnell ans Ziel willst, wähle einen Umweg.«

- **Höflichkeit**

Dies leitet in den Bereich der Höflichkeitsetikette über, nach der ein Chinese nur sehr ungern »nein« sagt (▶ Abschn. 5.2). Das ist uns nun nicht so furchtbar ungewohnt, denn auch hier gab und gibt es eine Reihe von Kommunikationsratgebern, die sich dem Thema »Nein-Sagen-Können« verschrieben haben. Zur Höflichkeit gehört auch eine für uns teilweise übertriebene Bescheidenheit. Dahinter steht der Wunsch die eigene Person nicht herauszustellen. Das kann sich dann in etwa so anhören, dass Unzulänglichkeiten in Bezug auf die Arbeit, ihre Meinung oder Leistung herausgestellt werden.

❯ Der Gesichtsverlust geht immer mit einem sehr hohen Schamgefühl einher. Das Empfinden von Scham jedoch macht ein Gefühl von Unterlegenheit und Schwäche und wird mit Peinlichkeitsgefühlen in Verbindung gebracht.

5.3.2 Scham- und Schuldkulturen

Es existiert noch eine weitere Unterscheidung von Kulturen: die Unterteilung in Scham- und Schuldkulturen. Auch die Unterscheidung in Scham- und Schuldkulturen unterliegt wieder der Unterteilung in Individual- und Kollektivkulturen.

Macht sich ein Angehöriger einer Schamkultur eines Vergehens oder eines Misserfolges schuldig, empfindet nicht nur er dies als persönliches Versagen sondern auch seine gesamte soziale Bezugsgruppe. Hier kommen wir zu einem ganz entscheidenden Punkt von interkulturellen Missverständnissen. Die Scham wird nur dann empfunden, wenn das Vergehen der sozialen Gruppe auch bekannt ist. Wenn niemand etwas von dem Fehler weiß, so empfindet der Schuldige weder Scham noch Schuld. Erst wenn ein Fehlverhalten öffentlich wird, empfindet er seine Tat als ein Problem. Und um es für unser Verständnis noch komplizierter zu machen, ist das Schamgefühl unabhängig von einer tatsächlichen Schuldigkeit.

Was ist damit gemeint? Im Extremfall kann sich jemand, der zu einer Schamkultur gehört und der sich in einem hohen Maße der Gesichtswahrung verpflichtet fühlt, für etwas schämen, was er nie begangen hat, nur aufgrund der Tatsache, dass die anderen Mitglieder seiner Gruppe denken, er habe dieses Vergehen begangen.

Daher wird Kritik als extrem peinlich und niemals als konstruktiv empfunden. Scham in Kollektivkulturen kommt immer von außen, während Schuld, wie wir sie in den Individualkulturen kennen, immer von innen heraus entsteht und stark mit der Eigenverantwortung und der Verpflichtung zur Wahrheit verknüpft ist.

Wenn man das Konzept von Scham auf die Bedürfnisse der Gesichtswahrung überträgt, wird klar dass Schamkulturen sehr viel mehr Wert auf die Gesichtswahrung legen müssen, während Schuldkulturen besonderen Wert auf die Wahrheit legen und Lügen gegenüber sehr empfindlich reagieren.

Es gibt etliche interkulturelle Konfliktsituationen, die auf dieser kulturellen Diskrepanz basieren. Gut gemeintes Verschweigen oder Lügen sind in Schamkulturen keine Seltenheit, was in zentralem Gegensatz zu der Verpflichtung zur Wahrheit in Schuldkulturen steht. Da Lüge und Wahrheit, Schuld und Scham ganz zentral das Wertgefüge von Menschen bestimmen, wird klar, warum direkte Ansprache und Kritik auf der einen Seite und indirekte Kommunikation und ausweichende Unwahrheiten auf der anderen Seite zu regelmäßigen Gesichtsverlusten auf beiden Seiten führen, wenn diese beiden Kulturformen aufeinandertreffen.

5.4   Kulturspezifische Missverständnisse

Nicht nur die verbale Kommunikation ist kulturell bedingt unterschiedlich, sondern die Kommunikation bedingt weitgehend auch das Verhalten. Eine interkulturelle Verständigung ist nur möglich durch entsprechendes Hintergrundwissen. Die Gefahr, in Fettnäpfchen zu treten ist besonders groß, da Werte nicht nonverbal vermittelt werden können. Nonverbale Kommunikation ist effektiv, gerade auch zum Beziehungsaufbau, birgt aber eine große Gefahr von Missverständnissen, die ohne gemeinsame Sprache nicht geklärt werden können. In der nonverbalen Kommunikation steht der Beziehungsaspekt der kommunizierenden Partner im Mittelpunkt.

Beispiel

Frau Sara Karamac aus Albanien ist seit 5 Jahren in Deutschland und absolviert gerade eine Ausbildung zur Gesundheits- und Kranken- pflegerin. Sie will wissen, ob die Stationsleitung und die ausbildenden Lehrer sie als Ausländerin mögen und macht ihr gesamtes Lernverhal- ten davon abhängig. Frau Karamac macht viele Fehler, die an sich darin begründet liegen, dass sie die Sprache noch nicht perfekt beherrscht. Aber dies nimmt sie so nicht wahr. In ihrer Wahrnehmung hat die Kritik der Ausbilder andere Wurzeln. Frau Karamac wertet jede konstruktive Kritik durch die Ausbilder als persönlichen Angriff auf sie als Auslände- rin. Sie ist nicht in der Lage zu beobachten, dass die Ausbilder allge- mein auf Fehler hinweisen und Kritik auch bei Deutschen üben, um Fehler offen zu legen und dadurch auch konsequent abzubauen.

Es gelingt ihr nicht, zu reflektieren, dass die Kritik mit ihr als Person nichts zu tun hat. Sie sucht vielmehr nach Erklärungsmustern für die vermeintliche Ablehnung ihrer Person und sie selektiert in ihrer Wahr- nehmung, dass die Kritik an ihren Arbeitsergebnissen ein Ausdruck der Fremdenfeindlichkeit der Ausbilder ist. Da sie viele Äußerungen der Ausbilder als »ausländerfeindlich« wahrnimmt und einstuft, lässt ihr Engagement zunehmend nach.

▪ **Kommunikationsstruktur in interkulturellen Begegnungen**

Kommunikation besteht immer aus dem Senden und dem Empfan- gen von Botschaften. Senden und Empfangen einer Botschaft stehen unter verschiedenen Einfluss- und Störfaktoren. Nachrichten haben sowohl auf Sender- als auch auf Empfängerseite vier Seiten: eine Sachmitteilung, einen Appell, im Hintergrund steht die Beziehung der beiden, und es gibt eine Selbstoffenbarung, die der Sender der Nachricht von sich preisgibt (Schulz von Thun 1981).

Diese können wir einordnen in folgende Fragestellungen:

a. Was beobachtet der Andere?

b. Was fühlt der Andere?

c. Was braucht der Andere?

d. Worum bittet/Was verlangt der Andere ohne dies direkt auszu- drücken?

5.4.1 Fallbeispiel 1

Beispiel

Herr Pohlat ist ein Patient, der ursprünglich aus der Osttürkei kommt. Er hat hier lange als Lagerarbeiter gearbeitet und kommt mit einem Bandscheibenvorfall in die Klinik. Er spricht ganz gut deutsch, da er schon seit 25 Jahren hier lebt und arbeitet. Er soll von den Gesundheitspflegerinnen Frau Elke Müller und von Frau Angela Ramirez, auf der Station versorgt werden. Frau Müller geht auf Herrn Pohlat zu und stellt sich und Frau Ramirez vor. Sie streckt ihm die Hand entgegen und sagt: »Willkommen auf unserer Station, Herr Pohlat. Frau Ramirez und ich werden uns um Sie kümmern.« Herr Pohlat ergreift die ausgestreckte Hand nicht und äußert seinen Unwillen von Frauen gepflegt zu werden, recht eindeutig. Er sagt: »Von einer Frau lasse ich mich nicht pflegen und ich lasse mir auch nichts von einer Frau sagen!«

Wie wird diese Botschaft von Herrn Pohlat nun nach den vier Seiten einer Botschaft aufgenommen?

a. In den Augen von Frau Müller und Frau Ramirez bedeutet Herrn Pohlats Aussage: Für Herr P. ist eine Frau nicht ebenbürtig. Folglich ist er ein Frauenverächter, ein Pascha.

b. Was fühlt er? Er zeigt seine Verachtung für ein Gesundheitssystem, dass es erlaubt, dass Frauen Männer pflegen können und umgekehrt (härtester Vorwurf).

c. Was braucht er? Wahrnehmung seiner Wünsche als Patient, Wahrnehmung seiner religiösen und kulturellen Autonomie.

d. Worum bittet er ohne dies direkt auszudrücken? Er bittet indirekt um mehr Anerkennung bezüglich seines »Wunsches« nicht von Frauen gepflegt zu werden. Er bittet um mehr Wertschätzung und um mehr Akzeptanz von seinem kulturbedingtem Verhalten. In seinem Umfeld ist es mit einer hohen Schamgrenze verbunden, sich von einem gegengeschlechtlichen Partner pflegen zu lassen. In seiner Herkunftskultur wäre es absolut undenkbar, dass er von Frauen der Station gepflegt werden würde.

Wenn die Aussage von Herrn Pohlat nach den vier Botschaften einer Nachricht betrachtet wird, werden erstens die Hintergründe seiner Aussage klarer und zweitens wird ihnen der persönliche Angriff auf

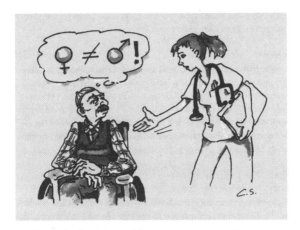

◻ **Abb. 5.3** Kulturelles Missverständnis

Frau Müller und Frau Ramirez etwas abgemildert. Da die Kommunikation aber in der Regel nicht so ausführlich unter die Lupe genommen wird, kommt es schnell zu Eskalationen, wenn in einem Konfliktfall beide Parteien auf der Richtigkeit ihrer Meinung bestehen (◻ Abb. 5.3). In diesem Fall reagieren Frau Müller und Frau Ramirez empfindlich getroffen, weil sie sich persönlich abgelehnt fühlen.

Beispiel
Frau Müller antwortet Herrn Pohlat: »Na da können Sie jetzt aber nichts machen, denn wir sind für Sie eingeteilt worden und hier gibt es keine Extrawünsche!«

Es erübrigt sich zu schildern, wie effektiv die pflegerische Zusammenarbeit zwischen Herrn Pohlat als Patienten und den beiden Gesundheitspflegerinnen sich von nun an gestaltet. Die Situation ist von Anfang an nicht glücklich verlaufen und sie wird sich im Nachhinein auch nicht mehr verbessern lassen. Hätten Frau Müller und Frau Ramirez die Botschaft insgesamt mit ihren vier Seiten verstanden, so hätten sie anders reagieren können und Herr Pohlat wäre

sich als Patient besser verstanden vorgekommen, was seinem Genesungsprozess zu Gute gekommen wäre.

Beispiel

Herr Pohlat versucht noch einmal, seinem Anliegen Gehör zu verschaffen und sagt: »Ich werde mich nicht von Ihnen pflegen lassen, auch
wenn Sie für mich eingeteilt worden sind. Es gibt sicher auch Männer
hier.« Darauf antwortet Frau Müller: »Über Vorschriften kann man nicht
verhandeln, wir sind doch nicht auf dem orientalischen Basar!« Daraufhin reagiert Herr Pohlat direkt beleidigt und aggressiv mit den Worten:
»Ach, Sie haben also etwas gegen türkische Männer!«

Frau Müller nimmt die individuelle Situation des Patienten nicht
wahr, sondern kulturalisiert bzw. ethnisiert den Konflikt mit ihrer
Bemerkung vom türkischen Basar, woraufhin die Situation eskaliert
und auf eine andere Ebene, die Ebene eines Anerkennungskonflikts
gezogen wird. Frau Ramirez schweigt dazu und zieht sich zurück.
Sie ist mit der Situation überfordert, da sie spürt, dass sich hier ein
ziemlicher Konflikt zwischen Frau Müller und Herrn Pohlat auftut,
der sich zunehmend auf eine persönlichere Ebene verlagert.

Mehrere Faktoren beeinflussen das Handeln eines Menschen:
Biografie, Situation, individueller Charakter und kulturelles Gepäck,
die berücksichtigt werden müssen. Eine Ethnisierung in einem Kommunikationskonflikt führt immer zu Eskalation und sollte unbedingt
vermieden werden.

- **Ausdrucksformen nonverbaler Kommunikation**

Beispiel Körpersprache Die Körpersprache eines Menschen wird
ständig interpretiert. So wird auch das Nichtannehmen der Gruß-
hand von Frau Müller gleich als »überheblich« und ablehnend gewertet. Gerade ausländische Patienten werden oft als »Machos«
empfunden, abgeleitet von ihrer Körperhaltung und ihrer Ablehnung von Frauen gepflegt zu werden.

Beispiel Körperkontakt Die gewählte Distanz bzw. Nähe zu Frauen
kann religiös oder kulturell bedingt sein. Ein streng gläubiger Muslim wird einer Frau, die nicht zu seiner Familie gehört, nicht die
Hand geben. Und er wird sich nicht von ihr pflegen lassen wollen,
da dies mit Berührungen einhergeht. Dies bedeutet keineswegs eine

Ablehnung der Frau an sich. Es bedeutet viel mehr einen Schutz und ein kulturell richtiges Verhalten. Was in der westlichen Welt als frauenverachtend empfunden wird, bedeutet im Islam Achtung vor der Frau und Schutz des Mannes vor der Versuchung durch eine Frau. Dies sehen wir auch in unserem Fallbeispiel, wo Herr Pohlat gleich zu Beginn klarstellt, dass er sich nicht von einer Frau pflegen lassen wird.

Verhaltenstipp

Bei der ersten Begegnung Abwarten und beobachten, wie das Gegenüber reagiert. Wie nah kommt er? Streckt er die Hand aus oder deutet er eine Verbeugung an? Dieses Abwarten sollte möglichst gefühlsneutral sein.

5.4.2 Fallbeispiel 2

Beispiel

Die 18-jährige Frau Xing Pao arbeitet als Seniorenpflegerin in dem Seniorenpflegeheim »Zur Sonne«. Sie kommt wiederholt zu spät zur Arbeit. Ihre Vorgesetzte Frau Claudia Rotta stellt sie zur Rede und sagt: »Du kommst oft zu spät. Du bist aber hier in Deutschland und nicht in China. Wenn Du das nicht änderst, wirst Du nicht mehr lange hier arbeiten.« Frau Pao schaut zu Boden, sagt kein Wort. Frau Rotta besteht auf einer Entschuldigung und will, dass Frau Pao sie dabei ansieht.

Deutung des Verhaltens von Frau Pao: Frau Pao drückt durch ihre Haltung Respekt und Scham aus. Sie verhält sich unterwürfig, nach ihrem Verständnis entschuldigt sie sich bereits durch diese Haltung. Es bedarf keiner zusätzlichen Worte, diese würden die Scham nur noch vergrößern.

Beispiel

Frau Rotta aber missversteht Frau Paos Körpersprache und ihr Schweigen als provozierend. Sie sagt: »Sieh mich gefälligst an, wenn ich mit Dir rede!«

Eine ähnliche Situation könnte in einer chinesischen Familie folgendermaßen ablaufen: Die Tochter wird vom Vater zu recht gewiesen, weil sie oft zu spät nach Hause kommt. Während der Vater spricht, schaut die Tochter ihn an. Der Vater empfindet diesen Blickkontakt als herausfordernd und uneinsichtig und herrscht die Tochter an: »Was starrst du mich so an, sei nicht so respektlos!«

Praxistipp

Zu Beginn der Zusammenarbeit die Gesprächs- und Umgangsregeln deutlich für alle erklären, um künftige Missverständnisse zu vermeiden. Dies erfordert eine gewisse Bereitschaft zur Reflexion, welche Umgangskultur man in der Zusammenarbeit haben möchte und was im Team wichtig ist. Gut ist es, im multikulturellen Team, die Umgangsregeln für alle verständlich aufzuschreiben und sie sichtbar aufzuhängen.

5.5   Kommunikation in Deutschland und in indirekt kommunizierenden Kulturen

» Wer jemals längere Zeit im Ausland lebte, der hat nach der Rückkehr ein besonderes Auge für die Besonderheiten der Heimat. Wenn sich im Keller ein Schild mit der Aufschrift findet: ›Das Öffnen der Müllcontainer nach 21.30 Uhr ist zu unterlassen‹, dann weilt man im Lande Goethe und Schillers«. (Zitat aus der Süddeutschen Zeitung, zitiert nach Vivian Marciniak)

Beispiel

Frau Aysin Yilmaz arbeitet seit längerem in einem multikulturellen Team auf einer Stroke-Unit unter der Leitung von Frau Traude Müller. Das Team arbeitet sehr professionell und gut zusammen, es gibt sehr wenige Unstimmigkeiten und alle sagen, dass sie gerne in diesem Team arbeiten. Die Arbeitsabläufe und -pläne werden täglich in den Teamsitzungen besprochen. Doch dann passierte folgendes: Eine neue Patientin mit einem akuten Schlaganfall ist eingeliefert worden und wurde von Frau Yilmaz primär versorgt. Als sie in der Team-

▼

besprechung den Patienten vorstellen möchte, sieht das Gespräch so aus:

Traude Müller: »Wir haben heute einen Neuzugang auf der Station bekommen, Frau Derya Harders. Sie ist 78 Jahre alt und hat heute Nacht einen Schlaganfall erlitten. Nach der medizinischen Erstversorgung müssen wir nun die Pflege einteilen. Frau Harders kommt aus der Türkei, das ist doch richtig, oder Aysin?«

Aysin Yilmaz beschämt: »Nein das ist nicht richtig, Traude. Frau Harders ist Kurdin.«

Traude Müller: » Das ist doch jetzt hier egal, sie spricht doch türkisch. Ich denke, Du solltest Dich um sie kümmern, dann brauchen wir auch keinen Dolmetscher.«

Aysin Yilmaz: »Aber Traude…«

Traude Müller: »Ja, was ist denn jetzt noch? Ich hab jetzt keine Lust auf einen Vortrag über eure Probleme in der Türkei! Aysin, wir müssen hier unseren Dienstplan einhalten und haben keine Zeit für sowas. Wir sind hier in der Pflege in Deutschland und da zählt nur der Patient und seine Pflege. Und da Du die Sprache sprichst bist Du die beste Besetzung. Punkt!«

Aysin Yilmaz: »Aber so ist das nicht unbedingt. Ich wollte an sich etwas ganz anderes sagen. Ich will mir nur erst überlegen, ob es für Frau Harders gut ist, wenn ich sie pflege.«

Traude Müller reagiert sichtlich genervt. Sie zeigt mit dem Finger auf Frau Yilmaz und sagt: »Mensch kannst Du vielleicht mal auf den Punkt kommen? Immer dieses Drum-herum-Gerede bei Dir. Und was gibt es denn da zu überlegen? So wie ich das sehe, bist Du die einzige, die hier türkisch spricht. Kannst Du nicht einmal klar sagen, was Du willst? So, das wollte ich schon lange einmal los werden!«

Frau Yilmaz reißt die Augen auf und verlässt wortlos das Besprechungszimmer. Frau Müller verdreht die Augen und sagt zu den anderen: »Was ist denn mit der heute los? Wohl mit dem falschen Bein aufgestanden. Machen wir weiter, damit wir im Zeitplan bleiben.«

In dieser Teambesprechung wird von außen betrachtet schnell klar, wie interkulturelle Kommunikationsmissverständnisse unter einer erhöhten Stressbelastung entstehen und wie schnell die Kommunikation durch die unterschiedlichen Kommunikationsmuster entgleisen kann. Dies passiert im Arbeitsalltag sehr häufig, sowohl im multikulturellen Team als auch zwischen Pflegenden und Patienten.

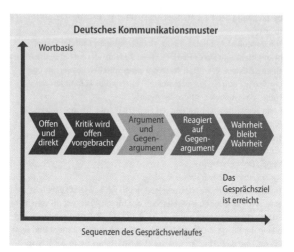

Deutsches Kommunikationsmuster

Wortbasis

| Offen und direkt | Kritik wird offen vorgebracht | Argument und Gegenargument | Reagiert auf Gegenargument | Wahrheit bleibt Wahrheit |

Das Gesprächsziel ist erreicht

Sequenzen des Gesprächsverlaufes

◻ **Abb. 5.4** Deutsches Kommunikationsmuster

Was steht dahinter? Wie funktioniert Kommunikation in Deutschland (◻ Abb. 5.4)? Wie in einem Land, in dem indirekt kommuniziert wird?

■ **Direkte Kommunikation**

❯ **Deutschland gehört zu den Ländern, in denen weltweit mit am direktesten kommuniziert wird.**

Merkmale direkter Kommunikation
- man will in der Kommunikation schnell und klar zu einem Ergebnis kommen,
- Kritik wird nicht abwertend, sondern als Hilfestellung empfunden (konstruktive Kritik),
- Wiederholungen werden vermieden, weil sie mangelndes Verständnis signalisieren,
- Die Lösung eines Problems wird auf dem kürzesten Wege anvisiert,
- Man kommuniziert immer ergebnisorientiert,

— Die Kommunikation verläuft möglichst sachlich,
— Privates wird nicht kommuniziert,
— Man ist der Wahrheit jederzeit verpflichtet,
— Das Gespräch ist durchstrukturiert,
— Inhalte werden präzisiert.

- **Indirekte Kommunikation**

Länder, die indirekt kommunizieren, verfolgen andere Ziele in der Kommunikation (❏ Abb. 5.2). Oft geht es in erster Linie darum ein gemeinsames Verständnis und Sympathie aufzubauen. Das Ergebnis im Gesprächsthema wird erst dann erwartet, wenn die Sympathie und Harmonie zwischen den Gesprächsteilnehmern aufgebaut ist.

Merkmale indirekter Kommunikation:
— Es muss eine Beziehung, ein Kontakt aufgebaut werden zwischen den Gesprächsteilnehmern.
— Man versucht an gemeinsame Werte anzuknüpfen und diese gemeinsam zu etablieren. Es können sogar Ehrenworte eingefordert werden, wenn es darum geht einen Kontrakt miteinander zu verfassen.
— Die Wahrheit ist nicht so wichtig wie die Höflichkeit.
— Wiederholungen bedeuten, dass angezeigt wird, dass der Inhalt verstanden und verarbeitet wird und nicht Unverständnis wie in Deutschland.
— Man muss sich Zeit lassen, um ein Gespräch erfolgreich zu führen.
— Zu schnelle und zielgerichtete Kommunikation wird als unhöflich und unfreundlich betrachtet.
— Privates darf in der Kommunikation eine Rolle spielen.

In den meisten anderen Ländern, auch in den europäischen Nachbarländern zu Deutschland herrscht tendenziell ein indirekter Kommunikationsstil vor. Dieser steht im Gegensatz zu der in Deutschland vorherrschenden direkten Kommunikation. So legen z. B. Franzosen oder Briten viel Wert auf Höflichkeit und verfügen über eine Vielzahl indirekter Kommunikationsstrategien. Da Deutsche aber viel direkter kommunizieren, nehmen diese die Störfaktoren gar nicht wahr und schnell kommt es zum Zerwürfnis. In anderen Sprachen wie der englischen Sprache, der italienischen oder der französischen wird oft diplomatischer und sensibler kommuniziert. Kritik, Forderungen und Diskussionen verlaufen nach anderen Regeln als in Deutschland. Konfrontationen werden vermieden, es wird immer eher zurückhaltend und respektvoll kommuniziert, direkte Kritik wird schnell als anmaßend und arrogant empfunden.

In unserem Fall spielte sich das kurze Gespräch zwischen Frau Yilmaz (Türkei) und Frau Müller (Deutschland) ab. Frau Yilmaz ist es schon aufgrund ihrer Herkunftskultur gewohnt, Kritik schon zwischen den Zeilen herauslesen zu können, während Frau Müller gar kein Gespür für ihren kritikvollen Ton gegenüber Frau Yilmaz hat. Sie möchte auf dem schnellsten Wege das Gespräch beenden und greift Frau Yilmaz Ehre indirekt an, indem sie einen kulturellen Konflikt zwischen Türken und Kurden herunterspielt und Frau Yilmaz keine Gelegenheit gibt, sich hierzu zu äußern. Immerhin kann es auch sein, dass die betroffene kurdische Patientin sich nicht von Frau Yilmaz pflegen lassen möchte.

❯ **An Unterbrechungen sind indirekt kommunizierende Menschen ebenfalls viel weniger gewöhnt als die Deutschen.**

Auch im Bereich der **nonverbalen Kommunikation** gibt es einige Besonderheiten, die es sich zu wissen lohnt. Beispielsweise wird es für Menschen, die mehr indirekt kommunizieren als herablassend oder beleidigend angesehen, mit dem Finger auf jemanden zu zeigen. Dieses Verhalten lässt sich aber bei vielen Deutschen beobachten, wenn sie ihren Standpunkt auch mit Gesten unterstreichen wollen. Es kann aber zu einem Gesichtsverlust bei anderen führen und dies zeigt Frau Yilmaz auch deutlich, als sie den Raum wortlos verlässt.

Viele Gespräche, in denen indirekt kommuniziert wird dienen dazu, den Gesprächspartner für sich zu gewinnen, ohne sich gegenseitig festzulegen. Daher ist die Kommunikation tendenziell unverbindlich, stark formalisiert und liefert für deutsche Ohren eher wenige Fakten. Auch Anliegen werden meist nicht direkt vorgebracht, sondern nur indirekt im Nebensatz angedeutet, oder mit Füllwörtern wie »Aber« oder einem Füllsatz eingeleitet »Ich wollte eigentlich….«. Auf diese Weise kann die Person, an die das Wort gerichtet ist, leichter ignorieren, was nicht passt, ohne dass eine Seite dabei das Gesicht verliert. Ein direktes und als hart empfundenes »Nein« wird selten ausgesprochen. Wenn etwas nicht möglich ist oder man dem Wunsch nicht nachkommen will, sagt man eher, man wolle es sich überlegen oder später noch einmal darüber sprechen.

- **Kritik**

Kritik wird ebenfalls in indirekt kommunizierenden Kulturen immer sehr vorsichtig und mit Umschreibungen formuliert. Es empfiehlt sich darauf zu achten, Kritikpunkte oder Vorschläge zur Mitarbeit beim Patienten vorsichtig zu formulieren, um den Ansprechpartner nicht zu beleidigen. Es ist in der Regel wichtig, höflich zu bleiben und penibel darauf zu achten, die Gefühle des anderen nicht zu verletzen. Klare Worte wie »Drück dich doch mal klar aus!« oder »Das ist doch jetzt hier völlig egal!« werden nicht als Klarheit und Offenheit geschätzt, sondern als Schroffheit, Arroganz oder grobe Unhöflichkeit empfunden. Auch ein klares »Nein« wirkt extrem unfreundlich.

Für Menschen aus Deutschland, die es gelernt haben extrem direkt zu kommunizieren, ist es daher oft sehr schwer, Kritik von Seite eines indirekt kommunizierenden Menschen zu bemerken und zu entschlüsseln. Oft fällt erst auf, dass etwas in der Kommunikation schief gelaufen ist, wenn das Kind schon in den Brunnen gefallen ist und sich anhand des weiteren Verhaltens zeigt, dass der Gesprächspartner beleidigt ist. Von deutscher Seite aus besteht oft auch der Eindruck, dass kein kritisches Feedback gegeben wird, was weiterhelfen würde. Aber auch das kritische Feedback impliziert, dass konstruktiv mit Kritik umgegangen wird, um es zu bekommen und auch geben zu können.

Die folgenden Tipps können helfen Kommunikationsprobleme zu minimieren und die Kommunikation erfolgreicher zu gestalten.

Kommunikationsprobleme minimieren

- Hintergrundwissen über kulturelle Besonderheiten in Erfahrung bringen. Die wichtigste Unterscheidung der Kommunikationsstile ist die Unterscheidung in direkte und indirekte Kommunikation.
- Gibt es bestimmte Tabuthemen, die man nicht ansprechen sollte?
- Wie wichtig sind der Beziehungsaufbau und das harmonische Miteinander in der Kultur?

▼

- Wird mehr Wert auf Höflichkeitsformen (High-context-Kommunikation) oder auf faktische Aussagen (Low-context-Kommunikation) gelegt?
- Aktives Zuhören ist schon in der eigenen Kultur wichtig. Im interkulturellen Kontext ist es noch viel wichtiger. Aktives Zuhören bedeutet sich durch Rückfragen immer wieder zu vergewissern, dass der Gesprächspartner richtig verstanden wurde. Aktives Zuhören ist eine Grundvoraussetzung für die Kommunikation mit Menschen, die es gewohnt sind, indirekter zu kommunizieren.
- Die Sichtweise des anderen kurz zusammenfassen.
- Gefühle des anderen beobachten und aufgreifen, mit der Aufmerksamkeit vollkommen beim anderen sein.
- Keine eigene Meinung und Bewertung einbringen und eigene Werte und Normen zurückstellen.
- Die Beachtung einer jederzeit sehr respektvollen und höflichen Kommunikation, um einen drohenden Gesichtsverlust beim Gesprächspartner zu vermeiden.
- Niemals zu direkt fragen oder Kritik üben.
- Das Einnehmen der Metakommunikationsebene bedeutet sich jederzeit zu fragen, was im Hintergrund des Verhaltens des anderen eine Rolle spielen könnte.
- Vermeiden von Negativ-Ausdrücken wie »Nein« oder »Nicht«.
- Geeignete nonverbale Signale wie Kopfnicken und Lächeln einsetzen, die eine Verbindlichkeit herstellen.

5.6   In Kürze

- Sind sich Ärzte und Pflegende dieser besonderen Lage ihrer Patienten bewusst und versuchen sie sich auch darauf einzustellen, dass die Ungewissheit einer neuen Situation in der neuen Kultur, wie ein Krankheits-oder Pflegefall einen Kulturschock auslöst, dann gelingt eine kultursensible Pflege ad hoc wesentlich besser. Die Kommunikation wird von beiden Seiten als offen und nicht mehr belastend erlebt.

- Eine kultursensible Kommunikation bedeutet für die Patienten: Das Krankenhaus wird seinen »Schrecken« verlieren. Den Patienten wird die Angst genommen – dies alleine ist ein unvergleichlicher Fortschritt im Integrationsbemühen!
- Die Art und Weise wie kommuniziert wird, unterscheidet sich sehr stark im interkulturellen Aufeinandertreffen. Zu der unterschiedlichen Art und Weise zu kommunizieren was Körpersprache Nähe und Distanzverhalten und direkte und indirekte Kommunikation betrifft, kommt hinzu, dass beide Kommunikationspartner nicht die gleiche Wahrnehmung haben. Die Wahrnehmung unterliegt immer der kulturellen Wertung und es erfordert viel Abstraktionsvermögen und Sensibilität um die Wahrnehmung des Gehörten und Erlebten jederzeit von der Metaebene aus zu betrachten und neu zu ordnen.

Literatur

Kumbier D, Schulz v. Thun F (2006) Interkulturelle Kommunikation: Methoden, Modelle, Beispiele. rororo, Reinbek

Marciniak V (2005) Personalführung in Spanien und Deutschland: Ein Kulturvergleich, Diplomarbeiten Agentur

Schulz von Thun F (1981) Miteinander reden: Störungen und Klärungen. Psychologie der zwischenmenschlichen Kommunikation. Rowohlt, Reinbek

Watzlawick P, Beavin JH, Jackson DD (2000) Menschliche Kommunikation: Formen, Störungen, Paradoxien. 10. Aufl. Huber, Bern

Fremdheitserfahrung und Krankheit

A. von Bose

A. von Bose, *Bunte Vielfalt – Interkulturelle Zusammenarbeit in Gesundheitsberufen (Top im Gesundheitsjob)*,
DOI 10.1007/978-3-662-43580-9_6
© Springer-Verlag Berlin Heidelberg 2014

Die drei Säulen des deutschen Gesundheitssystems

- Ambulante medizinische und psychotherapeutische Versorgung
- Stationäre Versorgung in Kliniken und Institutionen wie z. B. Seniorenheimen, psychiatrischen Anstalten etc.
- Öffentlicher Gesundheitsdienst: das sind alle Regeldienste und Einrichtungen im Gesundheitssektor, die in öffentlicher oder freier Trägerschaft allen Bürgern in Deutschland Beratungs- und Hilfsdienstleistungen anbieten

---

Diese drei Säulen, die für uns eine Selbstverständlichkeit darstellen, existieren nicht notwendigerweise genauso in anderen Ländern. Der Mensch bringt immer das an Erwartungen und Erfahrungen mit, was sein Glaubenssystem und seine Kultur ihn gelehrt hat.

Laut der Ottawa-Charta der WHO gelten Migranten als »verletzliche Gruppe«, denen eine besondere Priorität in Public-Health-Strategien einzuräumen ist. Woher kommt die besondere »Verletzlichkeit« der kranken Menschen mit fremdkulturellen Wurzeln, wie können Pflegende damit umgehen und wie kann mit Empathie auf die jeweiligen Situationen eingegangen werden?

Die migrantensensible Gesundheitsforschung steckt immer noch in den Kinderschuhen, daher gibt es über die Bevölkerungsgruppe der Migranten heute noch nicht sehr viel aussagekräftiges

Datenmaterial, auf das man sich verlassen könnte. Die sich aus den Vorbedingungen ergebende zentrale erste Frage lautet:

6.1   Brauchen Migranten eine andere Pflege?

Migranten sind oft nicht ausreichend über das hiesige Gesundheitssystem und seine Angebote informiert und sie suchen von sich aus auch nur selten die Informationen, die notwendig wären, um hierzulande eine Sicherheit im Gesundheitssystem zu entwickeln. Sie kommen oft aus Ländern, die ein ganz anderes Gesundheitssystem bieten. Manchmal ist das Wissen um Gesundheit und Krankheit, wie es hierzulande selbstverständlich erscheint, nicht vorhanden und es bestehen völlig andere Vorstellungen über Krankheitsursachen, z. B. magische oder abergläubische.

Durch etliche Rückzugstrategien, durch Sprachschwierigkeiten oder eine insgesamt schlechtere Integration in die Aufnahmekultur, bleiben Patienten – insbesondere diejenigen aus traditionell orientierten Gesellschaften – außen vor und sind nicht ausreichend über unser Gesundheitssystem informiert. Aufgrund sprachlicher und kultureller Barrieren nehmen sie Gesundheitsangebote weniger in Anspruch, mit der Folge, dass es zu Fehl- oder Unterversorgung kommen kann.

Vor dem besonderen Hintergrund der Situation der Gesundheit von Migranten, erfährt das von Kulturwissenschaftlern ausgiebig empirisch untersuchte Phänomen des Kulturschocks (▶ Abschn. 6.2) eine besondere Beachtung. Kultur ist in ihrem weitesten Sinn das, was das Gefühl des Fremdseins auslöst, wenn man sich in einer anderen Kultur aufhält. Sie umfasst alle jene Überzeugungen und Erwartungen, wie Menschen zu sprechen und sich zu verhalten haben. Diese sind als Resultat sozialen Lernens eine Art zweiter Natur für den Einzelnen geworden. Wenn man mit Mitgliedern einer Gruppe zusammen ist, die die eigene Kultur teilen, muss man nicht andauernd sein Verhalten und seine Überzeugungen in Frage stellen, denn viele Grundüberzeugungen stimmen auch mit denen von vielen anderen Mitgliedern der eigenen Kultur überein. Zumindest folgt jede Kultur ihren eigenen kulturellen Regeln, die überliefert, anerzogen und individuell erworben wurden.

Alle Mitglieder einer Kultur sehen die Welt in ähnlicher Weise und alle wissen im Großen und Ganzen, was von jedem Einzelnen in der Gesellschaft erwartet wird. Jedoch, einer fremden Gesellschaft direkt ausgesetzt zu sein und auf völlig neue kulturelle Muster zu stoßen, die lange nicht erklärbar sind, verursacht häufig ein störendes Gefühl der Desorientierung und Hilflosigkeit.

6.1.1 In jeder Kultur wird Unbehagen anders geäußert

Wie wir unser Unbehagen fühlen und äußern, hängt mit unserer Kultur zusammen. So löst Stress weltweit die unterschiedlichsten Krankheiten aus. Aber während Mitteleuropäer oft mit Herz-Kreislauf-Beschwerden auf Stress reagieren, leiden Südosteuropäer eher unter Magen- oder Verdauungsbeschwerden. Dagegen klagen Menschen aus dem islamischen Kulturkreis häufig darüber »ganz krank« zu sein. Wenn wir Deutschen traurig sind, wird unser Herz schwer. Ein Türke würde dagegen sagen: »Meine Leber brennt« oder »Ich habe ein Loch im Bauch.« Ein Ostasiate empfände die Seelenqualen an der Niere und würde dies auch so ausdrücken, was wieder zu einer Erschwernis der Anamnese führt, da man in Deutschland Beschwerden über Leber oder Niere als organische Beschwerden einstufen würde und sie nicht in einem größeren Bedeutungszusammenhang sieht.

Kommen nun Patienten oder zu Pflegende in das hier vorherrschende Gesundheits- und Pflegesystem, so wird »anderes« und »fremdes« Verhalten aus der Sicht von Pflegenden auch oft stereotypisiert. Begriffe wie das »Mamma-mia-Syndrom«, welches die Schmerzempfindungen von Migrantenpatienten abwertet, zeigen, dass Migrantenpatienten oft als »schwieriger« gelten und Pflegende nicht wissen, wie sie mit »fremdem« Verhalten umgehen können.

6.1.2 Gibt es ein kulturell bedingtes unterschiedliches Schmerzempfinden?

Diese Unterschiedlichkeit gilt auch für die Schmerzempfindlichkeit. In Experimenten wurde untersucht wie Menschen verschiedener Nationalitäten Schmerzen ertragen. Sie fügten Italienern, Israeliten, Irländern und US-Amerikanern leichte Stromstöße zu und steigerten diese allmählich. Am schnellsten erreichten die Versuchspersonen italienischer Herkunft die Schmerzgrenze, d. h. sie äußerten den

Schmerz am schnellsten. Bedeutet das nun, dass die Italiener den Schmerz stärker empfinden? Mitnichten. Es heißt einfach, dass die Akzeptanz darüber, wie man die Schmerzgefühle äußert, kulturell verschieden groß ist.

Menschen verschiedener Kulturen zeigen ihre Gefühle ganz unterschiedlich. In Deutschland ist es üblich, sich in der Öffentlichkeit Tränen zu verkneifen. Wir bemühen uns, dem Arzt möglichst sachlich, präzise Auskunft zu geben. Sätze wie »ein Junge weint nicht« oder »ein Indianer kennt keinen Schmerz« prägen unser Weltbild schon seit der Kindheit. Dagegen sind bei den Patienten aus anderen Kulturen Weinen, Jammern oder Stöhnen kein Zeichen von Schwäche, sondern ganz natürliche Bestandteile der Kommunikation. Man zeigt eben, dass man Zuwendung braucht. Zurückhaltung ist hierbei nicht gefragt.

> **In vielen Kulturen hat Schmerz eine zusätzliche Bedeutung – er zerstört, genauso wie Krankheit, das gesellschaftliche und familiäre Gleichgewicht und dies muss immer gewahrt bleiben.**

Kennt ein Angehöriger der Gesundheitsberufe diesen kulturellen Code nicht, schätzt er u. U. seinen Patienten völlig falsch ein und gibt ihm möglicherweise Analgetika in zu hoher Dosierung. Oder er hält er ihn für hysterisch, für depressiv oder einen eingebildeten Kranken, einen Hypochonder. Abschätzige Krankheitsbezeichnungen wie »Mamma-mia-Syndrom«, »anatolischer Kopfschmerz« oder »Morbus Bosporus« leisten üblen Vorurteilen Vorschub, sind aber leider recht verbreitet. Oft wird dabei übersehen, dass den Schmerzen eine wirkliche körperliche Ursache zugrunde liegt. So können Fehldiagnosen einerseits dazu führen, dass Krankheiten zu intensiv mit Schmerzmitteln bekämpft werden und andererseits, dass sie unbehandelt bleiben und chronisch werden.

6.1.3 Migranten haben oft eine geschwächte Gesundheit

Die Medizin in den Einwanderungsländern steht vor einer gewaltigen neuen Herausforderung. Viele Migranten sind körperlich und seelisch stark belastet: Kulturschock, Heimweh, Isolation, eine Arbeit, die verschleißt, finanzielle Sorgen – alle diese Faktoren führen zu einer Schwächung der Gesundheit. Ärzte stellen bei Zugewanderten doppelt so häufig psychosomatisch bedingte Schmerzen und Erschöpfungszustände fest wie bei Einheimischen. Doch mangelnde Sprachkenntnisse und unterschiedliche Umgangsformen erschweren häufig den Dialog zwischen Arzt und Patient und verzögern den Genesungsprozess.

6.2 Kulturschock

>> Kein Chinese lebt in China so chinesisch wie in Chinatown.
(Anonym)

Das Herzstück der interkulturellen Kompetenz in der Betreuung, Pflege und Behandlung ist das Verständnis für einen vollkommen anderen Bedeutungshintergrund zu körperlichen Phänomenen, zu Gesundheit und Krankheit bei Migranten, die keinen oder nur wenig Zugang zu modernen wissenschaftlichen Ausbildungssystemen haben oder hatten. Diese Menschen stellen weltweit gesehen grob geschätzt ⅞ der Menschheit.

In einem ersten Schritt sollten wir uns vergegenwärtigen, dass in anderen Kulturen oft vollkommen andere Körper-, Krankheits- und Heilungskonzepte vorherrschen, die sich oft grundlegend von der naturwissenschaftlich begründeten westlichen Medizin unterscheiden.

Eine grundlegende Kenntnis oder zumindest Akzeptanz dieser alternativen Konzepte ermöglicht es andere kulturelle Vorstellungen von Körper, Intimität und Krankheit und damit auch die »fremden« Patienten besser zu verstehen. Auf diesem Wissen aufbauend fällt es leichter, sie hinsichtlich verschiedener Gepflogenheiten besser zu beraten. Die Berücksichtigung von Empfindlichkeiten, wie etwa einem erhöhten Schamgefühl, steigert die Akzeptanz des medizinischen Personals und damit auch die Wahrscheinlichkeit eines Behandlungserfolgs.

Wenn Sie möchten, können Sie nun an einer kleinen gedanklichen Reise in ferne Welten teilnehmen, um das Thema Kulturschock näher zu beleuchten. Schließen Sie die Augen und lassen Sie vor ihrem geistigen Auge folgendes Bild entstehen:

Übung: Fantasiereise in fremde Länder

Sie sind auf einer Abenteuerurlaubsreise durch Kamerun. Da Sie einen Urlaub vor den üblichen Touristenattraktionen erleben wollen, machen Sie sich auf eigene Faust auf und setzen sich in einem Überlandbus auf den Weg durch die Savanne. Sie sind der einzige Tourist, der einzige Weiße im Bus. Als medizinische Fachkraft haben Sie in Ihrem Rucksack etliche Notfallmedikamente sowie sterile Spritzen, denn Sie wissen, dass es in Westafrika immer noch oft passiert, dass Spritzen mehrfach verwendet werden. Sie können sich also medizinisch gut ausgerüstet und recht sicher durch das Land bewegen.

Sie fahren also in diesem Bus über Land als plötzlich unglaubliche Bauchkrämpfe einsetzen, verbunden mit plötzlichen Schweißausbrüchen und Zittern. Ihr einheimischer Sitznachbar veranlasst, dass der Bus im nächsten Dorf anhält, damit Sie versorgt werden können. Die Fahrt zum nächsten Ort dauert, obwohl er nur 40 km entfernt ist, 3½ Stunden über eine extrem holperige Strecke.

Als Sie dann in das Dorf kommen, ist Ihr Zustand bereits fast unerträglich. Ihre bange Frage, ob es einen Arzt im Dorf gibt, wird bald durch die Ankunft einer sehr mürrisch wirkenden alten Frau, die als »Heilerin« vorgestellt wird, beantwortet. Niemand in diesem Dorf kann Sie verstehen und Sie beherrschen kein Wort der fremden Sprache.

Nachdem der Mann, der neben Ihnen im Bus saß, der alten Frau kurz erklärte was mit Ihnen passiert ist, tritt sie näher und spuckt Ihnen dreimal ins Gesicht. Dann gibt sie eine kurze Anweisung in Befehlsform und geht in eine Hütte, Sie sollen ihr folgen.

In der sehr karg eingerichteten Hütte sehen Sie ein paar Utensilien, deren Sinn sich Ihnen nicht erschließt: Stöcke, Rinden, etwas das aussieht wie getrocknete Geckos....

Die Heilerin geht in einen Nebenraum, der nur durch einen Vorhang abgetrennt ist. Sie kommt mit einer Schüssel wieder, in der ein Kräuterpulver ist. Sie füllt das Pulver mit Wasser auf, das ein kleiner Junge aus dem Dorfbrunnen holt. Sie wissen, dass es nicht ratsam ist, ungefiltertes Wasser zu trinken, können aber nichts tun, denn Sie haben keinen Filter dabei. Ganz zu schweigen von den

▼

Kräutern, Sie wissen überhaupt nicht, was Ihnen da eingeflößt werden soll und sind zu schwach, um eine klare Entscheidung zu treffen. Auf eine diffuse Art beginnen Sie zu hoffen, dass Sie an eine wirklich »gute« Heilerin geraten sind – man hat ja schon wahre Wundergeschichten gehört.

Da zieht die alte Frau eine rostige Rasierklinge aus ihren Röcken und nimmt Ihren Arm – unverkennbar ist ihre Absicht, Ihnen gleich in Ihren Arm zu schneiden. Der Mann, der Sie seit dem Bus begleitet hat, erklärt Ihnen nach einer kurzen Nachfrage, dass die Heilerin nun daran geht, Sie zu heilen, indem Sie dem bösen JuJu (Zauber in Westafrika), unter dessen Einfluss Sie stehen, eine Öffnung schneidet, damit er Ihren Körper wieder verlassen kann. Ihren Bauch, der ja für Sie der Problembereich ist, lässt die alte Frau völlig außer Acht.

Ich habe jetzt eine Frage an Sie: Wie fühlen Sie sich? Welche Gefühle herrschen jetzt vor, wenn Sie sich in Ihrer Phantasie auf diese Situation eingelassen haben?

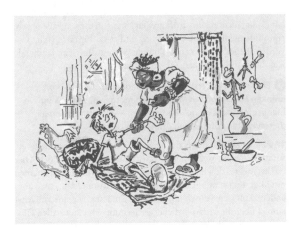

◻ **Abb. 6.1** Kulturschock

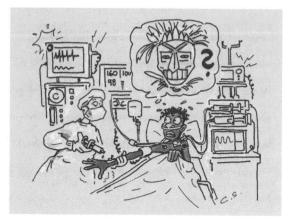

◘ **Abb. 6.2** Noch ein Kulturschock

Ich habe Ihnen diese kleine Episode erzählt (◘ Abb. 6.1), die ich einmal selber erlebt habe, um Ihre Aufmerksamkeit auf ein Phänomen zu leiten: In dem Moment – wo ich auf meine gewohnte Problemlösung nicht mehr zurückgreifen kann – in diesem Falle unsere gewohnte medizinische Versorgung und etwas für mich völlig Unverständliches angeboten bekomme, setzen drei sehr lähmende Gefühle ein: Hilflosigkeit, Ohnmacht und nackte Angst.

❯ Empirische Untersuchungen belegen: die Gefühle von kranken Menschen mit Migrationshintergrund sind – wenn sie hier in eine Klinik eingeliefert werden – sehr oft von genau diesen Hintergründen und Ängsten geprägt!

Woher kommt das, wo doch nachweislich die Gesundheitsversorgung hier im weltweiten Vergleich sehr gut abschneidet? Hier erfährt meines Erachtens der Faktor Kulturschock bei den Patienten mit Migrationshintergrund viel zu wenig Beachtung. Um etwas über andere Kulturen verstehen zu können, müssen wir uns zunächst einmal über die grundsätzliche Verflechtung von kulturellen Hintergründen und Vorstellungen über Gesundheit und Krankheit vertraut machen (◘ Abb. 6.2).

6.2.1 Kulturschock besser verstehen

Lassen Sie mich nun aus kulturwissenschaftlicher Sicht das Phänomen des Kulturschocks vor dem Hintergrund der Migrationserfahrung beleuchten und nachhaltige Wege aufzeigen, wie Sie als Ärzte, Pflegende und Angehörige von Gesundheitsberufen kultursensibel auf ihre Patienten eingehen können.

❯ Der Kulturschock ist eine Konfliktsituation. Er löst die Suche nach einer Konfliktlösung aus.

Dies kann man sich am besten am Beispiel der Einwanderer in ein fremdes Land verdeutlichen. Indem sie ihre gewohnte räumliche Umwelt verlassen, verlassen sie zugleich eine Mitwelt, in der sie sich auskannten und von der sie »verstanden« wurden.

Angehörige einer Kultur haben nicht nur die gleiche Sprache, sondern auch das gleiche Verhalten im Alltagsleben, gleiche Wertorientierungen und Erwartungen. Sie sind auf die gleiche Wirklichkeit bezogen und wissen, was sie von ihrer Mitwelt erwarten können. In der fremden Umwelt nun gilt dieses Wissen und Vermögen nicht. Die Kommunikationsmöglichkeiten sind abgebrochen, die gegenseitigen Verhaltenserwartungen bleiben ohne Resonanz oder führen zu Missverständnissen. Der einzelne Mensch im Migrationsprozess muss erfahren, dass sein als »richtig« erlerntes Verhalten in der neuen Gesellschaft »falsch« sein kann und dass das für ihn »falsche« Verhalten der Mitwelt nun offensichtlich das »richtige« in der neuen Gesellschaft ist.

- **Phasen des Kulturschocks**

Anfänglich typisch für das fremdkulturelle Erleben des Kulturschocks ist die **Euphorie**. Man begegnet der fremden Kultur zunächst mit Neugier, Spannung, Freude. Man empfindet das Neue als bereichernd und interessant. Die eigene Kultur wird nicht in Frage gestellt. Dies betrifft wohlgemerkt den Verlauf bei Personen, die aus persönlichen Gründen ihr Land verlassen (z. B. Expatriates, die sich zu einem Auslandseinsatz entscheiden). Anders gelagert ist die primäre emotionale Empfindung natürlich bei Kriegsflüchtlingen, Asylbewerbern und Migranten, die aus wirtschaftlichen Gründen ihr Land verlassen. Bei diesen Gruppen ist schon von Beginn an der Verlauf eines Kulturschocks anders, da die Phase der »Euphorie« nicht der Realität entsprechen dürfte.

Nach einer Phase von mehreren Wochen folgt dann das **Bewusstwerden der Fremdheit** der neuen Kultur. Man springt immer öfter in kulturelle »Fettnäpfchen«, fühlt sich verunsichert, weiß plötzlich nicht mehr ganz sicher, wie man sich nun verhalten soll. Es folgt also die »Entfremdung« und es entstehen erste Kontaktschwierigkeiten. Oft geben sich die Betroffenen selber die Schuld an den Missverständnissen. Man beginnt, sich wieder nach Hause zurückzusehnen und es kommt zu erstem Heimweh. Die eigene Kultur wird verherrlicht, da der Betroffene nun erkennt, welche Sicherheit er in seinem kulturellen System hatte.

Kommt es nach dieser Phase zu einer **Eskalation der Konflikte**, wird es ernst. Nun wird der Betroffene entscheiden, ob heimgekehrt wird oder nicht und ob der Aufenthalt in der fremden Kultur abgebrochen wird. Dies gelingt aber natürlich nur, wenn auch abgebrochen werden kann! Im Falle von Flucht, Migration oder Asyl ist dies nicht möglich! Das Problem verschärft sich besonders dann, wenn keine Rückkehrmöglichkeit mehr besteht. Jetzt fühlt sich der Mensch in der fremden Kultur stark verunsichert, ja hilflos und die eigene Kultur wird verherrlicht.

Viele Migranten – aber auch Expatriates – bleiben in der 3. Phase hängen. Was bedeutet das? Ein Kulturschock muss nicht notwendigerweise alle 5 Phasen durchlaufen (◘ Abb. 6.3): bei einem kürzeren Aufenthalt kann man in Phase 1 oder Phase 2 steckenbleiben. Aber sehr kontraproduktiv ist das Verharren in Phase 3, der Phase der Eskalation: interkulturelle Konflikte können in der Krise steckenbleiben und keinen Weg zur Verständigung finden. Andererseits können interkulturelle Begegnungen auch so konfliktfrei verlaufen, dass eine U-Kurve kaum festzustellen ist: Menschen mit einem hohen Maß an interkultureller Vorerfahrung und guten Kontakten zu Mitgliedern der Aufnahmekultur können den Kontakt zu einer neuen Kultur ohne Anzeichen eines Kulturschocks erleben! Leider zählt dies aber nicht zu den häufigen Erfahrungswerten von Migranten.

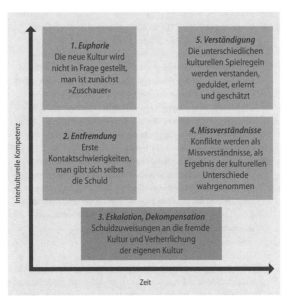

1. Euphorie
Die neue Kultur wird nicht in Frage gestellt, man ist zunächst »Zuschauer«

5. Verständigung
Die unterschiedlichen kulturellen Spielregeln werden verstanden, geduldet, erlernt und geschätzt

2. Entfremdung
Erste Kontaktschwierigkeiten, man gibt sich selbst die Schuld

4. Missverständnisse
Konflikte werden als Missverständnisse, als Ergebnis der kulturellen Unterschiede wahrgenommen

3. Eskalation, Dekompensation
Schuldzuweisungen an die fremde Kultur und Verherrlichung der eigenen Kultur

Interkulturelle Kompetenz

Zeit

◻ Abb. 6.3 Kulturschock

Lösungsmöglichkeiten, um einem Kulturschock und die daraus entstehende Konfliktsituation zu entschärfen

- **Abschottung:** Mit anderen Mitgliedern seiner Kultur bildet der Betroffene eine Enklave (Ghetto) in der fremden Umwelt, in der das alte Verhalten beibehalten werden kann
- **Anpassung:** Er versucht die völlige Anpassung an die neue Kultur, legt aber die Verhaltensmuster seiner Ausgangskultur konstant ab
- **Interaktion:** Kommunikation und Interaktion mit den Mitgliedern der fremden Kultur, um in einem wechselseitigen Prozess kulturelle Erfahrungen und Verhaltensweisen auszutauschen

▼

- **Partielle Anpassung:** Der Mensch im Kulturschock spaltet sich in zwei Lebensbereiche: Er versucht z. B. im Arbeitsbereich die Verhaltensweisen der neuen Kultur anzunehmen, lebt aber in seiner Freizeit und in seiner unmittelbaren Umgebung nach den traditionellen, gewohnten Verhaltensmustern (Beispiel des türkischen Arbeitskollegen, der an der Arbeit aufgeschlossen und modern ist, seiner Tochter aber nicht erlaubt, in ein öffentliches Schwimmbad zu gehen). Dieses Verhaltensmuster ist typisch für ausländische Arbeitnehmer als Zeitwanderer mit dem Ziel der endgültigen Rückkehr in die Heimat
- **Klassisches »Kolonisationskonzept«:** Der Kulturfremde versucht seine Kulturverhaltensmuster gegenüber den Einheimischen durchzusetzen. Eine Prämisse für diese Handlungsmodelle ist, dass der Zustand der Fremdheit als störend, verunsichernd oder gar als bedrohlich empfunden wird und man die kulturelle Desorientiertheit aufheben will

Der Rückzug, ausgelöst durch Überfremdungsangst, vor der Kultur des Aufnahmelands erfolgt bei sehr verunsicherten Patienten, die eine Integration nicht erfolgreich bewerkstelligen konnten, beinahe vollständig – von der Verweigerung der Sprache angefangen bis hin zu der Verweigerung von Kontakten zu Familien der Aufnahmekultur für die Kinder. Eskalierende Konflikte beinhalten immer beiderseitige kulturelle Missverständnisse. Unterschiedliche kulturelle Spielregeln werden gemacht, die nicht immer kompatibel sind.

■ **Verständnis – nicht immer leicht aber wirksam**

Gelingt es ein Verständnis für kulturelle Belange bei beiden Partnern, bei Ihnen als Gesundheitsprofessionellen und bei den Patienten, zu erzielen, dann kann der Konflikt auch gelöst werden.

❯ **Dazu ist empathisches aufeinander Zugehen von beiden Seiten notwendige Voraussetzung.**

Kulturelle Kompetenz wird erreicht, wenn die kulturellen Spielregeln verstanden werden und nicht mehr als Bedrohung erlebt werden. Wenn sich die Wandler zwischen den Kulturen in beiden Kulturen regelsicher bewegen können, dann stellt sich ein Gefühl von Sicherheit ein.

6.2.2 Symptome eines typischen Kulturschocks

Betrachten wir die typischen Gefühlszustände, die im Zusammenhang mit einem Kulturschock beschrieben werden, so wird schnell klar, dass besonders traditionell orientierte Migranten mit wenig Kontakt zu Deutschen, oft ganz akut unter Kulturschock-Syndromen leiden, wenn sie in einer Klinik der Aufnahmekultur sind.

Symptome eines Kulturschocks

— Exzessive Sorge um die eigene Gesundheit
— Gefühle von Hilflosigkeit und Zurückweisung von anderen
— Irritationen
— Übertriebene Angst
— Starkes Verlangen nach Hause zu kommen
— Körperliche Stressreaktionen, wie Schweißausbrüche, Herzrasen
— Ängstlichkeit, die sich auch aggressiv äußern kann
— Einsamkeit
— Defensive Kommunikation (immer »ja« sagen, auch wenn nichts verstanden wurde, um keine Schwierigkeiten zu bekommen)

6.2.3 Best Practice und Lösungsansätze

Ich komme nun auf die Ausgangsfrage zurück (▶ Abschn. 6.1): Brauchen Migrantenpatienten eine andere Pflege? Hier muss die Antwort ganz klar »ja« lauten. Patienten mit Migrationshintergrund brauchen eine andere Pflege als die einheimischen Patienten, die mit unserem System von klein auf vertraut sind (und auch hier gibt es besondere Gruppen, die eine erhöhte Aufmerksamkeit in der Pflege benötigen). Das stellt natürlich besondere Anforderungen an unser gesamtes Gesundheitssystem, es erfordert die bedingungslose interkulturelle Öffnung und die konsequente Weiterentwicklung eines innovativen Wegs in Richtung Willkommenskultur.

Best Practice

- Professionelle kultursensible Pflege als fester Bestandteil in der Aus- und Weiterbildung der Pflegeberufe
- Einbeziehen der migrantenspezifischen Netzwerke
- Vermehrte Einstellung von Mitarbeitern der Gesundheitsberufe mit Migrationshintergrund
- Einrichtung fester Integrationsstellen in den einzelnen Kliniken, so wie sie vom Arbeitskreis für Migration und Gesundheit gefordert wird
- Gezieltes Qualitätsmanagement und regelmäßige Evaluierungsmaßnahmen
- Partizipation: Es sollte ein hoher Grad an Beteiligungsmöglichkeiten für die Zielgruppe bestehen
- Empowerment: Es sollte eine verstärkte Befähigung und Qualifizierung der Zielgruppe unterstützt werden, die auf den Stärken und Ressourcen der Zielgruppe aufbaut. Dies hat auch nach außen sehr hohen Wertschätzungscharakter

6.3   Gesundheit und Krankheit als ganzheitliche Erfahrung – Besonderheiten in Südeuropa, Afrika und in kleinasiatischen Gesellschaften

Gesundheit und Krankheit sind sehr komplexe Konzepte, die weltweit unterschiedliche Bedeutung erlangt haben und die maßgeblich von Kultur bestimmt werden. Nach der Definition des Pschyrembel, dem Standardwörterbuch der medizinischen Termini, werden Gesundheit und Krankheit folgendermaßen definiert:

- **Gesundheit**
- Im weiteren Sinne ist Gesundheit nach der Definition der WHO der Zustand völligen körperlichen, geistigen, seelischen und sozialen Wohlbefindens.
- Im eigentlichen Sinne kann Gesundheit verstanden werden als das subjektive Empfinden des Fehlens körperlicher, geistiger und seelischer Störungen bzw. Veränderungen;
- Im sozialversicherungsrechtlichen Sinn bedingt Gesundheit die Arbeits-bzw. Erwerbsfähigkeit.

- **Krankheit**

Erkrankung im weiteren Sinne Fehlen von Gesundheit. Im eigentlichen Sinne Vorhandensein von subjektiv empfundenen und/oder objektiv feststellbaren körperlichen geistigen und/oder seelischen Veränderungen bzw. Störungen (ibd).

6.3.1 Andere Behandlungsmethoden können erfolgreich sein

Diesem für die westliche Medizin verpflichtenden Verständnis von Gesundheit und Krankheit stehen etliche andere Konzepte aus anderen Kulturen gegenüber, die Körper und Seele ganz anders definieren. Lange Zeit wurden nichtwestliche Konzepte von Medizin unter dem Einfluss der Aufklärung als »Aberglauben« oder als »primitive« Vorstellungen abgetan. Dennoch haben sich viele nichtwestliche Konzepte von Gesundheit und Krankheit bis heute erhalten und in den betreffenden Kulturen nichts an ihrer Popularität verloren.

Weltweit kommen bei der Erklärung von Krankheit an sich Ahnengeistern (z. B. weite Teile Asiens und Afrikas), Heiligen (z. B. Süditalien), Göttern (Zentral-, West- und Ostafrika), Magie (Zentralafrika), Schamanismus (Asien, bei den indigenen Völker Nordamerikas, Kleinasien) und von Krankheit als Familiensache und nicht als individuellem Einzelschicksal (weltweit) eine große Bedeutung zu. An dieser Stelle sei angemerkt, dass alle genannten Konzepte in einer Kultur gewachsen sind und ihre Berechtigung haben und dass die zunächst exotisch anmutenden Behandlungsmethoden oder Vorstellungen nichts über eine vermeintliche Wirkungslosigkeit aussagen.

In der Tat gibt es etliche Forschungsberichte, die ebenso Heilungserfolge bestätigen wie die westliche Medizin. Aber erst in neuerer Zeit werden diese Konzepte hinreichend untersucht in unsere Wissenschaftssprache »übersetzt«. Es werden Ideen übernommen und dann unter anderer Terminologie auch im Westen weiterverbreitet. Ein Beispiel hierfür ist die euroamerikanische Psychotherapie, die mit dem Schwerpunkt der systemischen Familientherapie, die den Patienten als Teil seiner Familie begreift und behandelt, ein durchaus übliches Verfahren in den traditionellen Heilsystemen neu aufgreift.

- **Von der westlichen Medizin abweichendes
  Krankheitsverständnis**

Die nun folgenden Schilderungen mögen zunächst exotisch anmuten, aber bevor Sie sich vielleicht fragen, warum Sie hier in diesem kleinen Handbuch über Magie, Hexenglauben und traditionelle Heiler lesen, machen Sie sich bitte bewusst, dass die Vorstellungen über Gesundheit und Krankheit ebenso wie viele andere Vorstellungen über die beste Lebensbewältigung auch kulturell bedingt sind. Durch die weltweite Migrationsbewegung in die industrialisierten Länder kommen auch diese zunächst fremden Vorstellungen hierher und werden hier weiter beibehalten. Konkret bedeutet dies: Sie befinden sich als Pflegender vielleicht in einer direkten Konkurrenz zu einem traditionellen Heiler oder ihre Bemühungen die Gesundheit beim Patienten wieder herzustellen, können durch etliche kulturelle Hintergründe erschwert sein.

Eines der Standardwerke der Ethnomedizin »Ritual und Heilung« von Katarina Greifeld bietet einen guten Überblick über das Empfinden und den Umgang mit Gesundheit und Krankheit weltweit. Erkrankungen sind in kulturelle Deutungen und Praxisanweisungen eingebunden und nicht wie in der westlichen Medizin vorrangig nur naturwissenschaftlich erklärbar.

- **Der Heiler**

Das »Handwerkszeug« eines traditionellen Heilers in vielen Regionen dieser Erde sieht so oder ähnlich aus: Lederbeutel, Federn, Steine, Knochen, Tierhäute, Muscheln. Jedes Teil hat seine eigene Geschichte und eine bestimmte Bedeutung und wird zur Heilung verschiedener Krankheiten eingesetzt.

- **Harmonie bringt Einklang und Wohlbefinden**

In vielen Kulturen steht die Harmonie im Mittelpunkt des Lebens. Von der Kommunikation bis über menschliche Beziehungsregeln bestimmt der Harmoniegedanke ebenso das Denken und Verhalten bis hin zur Erfahrung von Erkrankungen. Die Harmonie im Einklang mit allem ist die Quelle des Wohlbefindens, der Hort der Gesundheit. Lebt ein Mensch nicht mehr einträchtig mit seiner natürlichen oder sozialen Umwelt, dann stört er die Harmonie und wird infolgedessen krank.

Jede Krankheit, jeder Schmerz hat seinen Ursprung in einer Störung der Harmonieordnung. Das ist der Preis, den man zahlt, wenn man sich als Teil der Gesellschaft nicht konform verhalten hat, es ist der Preis für eine Tat in der Vergangenheit oder ein schlechtes Verhalten gegenüber den Ahnen.

❯ Interessant und völlig unterschiedlich von dem naturwissenschaftlichen Krankheitsverständnis ist folgendes: Was sich im Körper ausdrückt, ist nicht das Wesentliche. Die Fähigkeit zu heilen verlangt mehr als das bloße Wissen um den Körper. Sie umfasst alle Lebensbereiche und ist somit ganzheitlich angesiedelt und verlangt auch eine ganzheitliche und nicht nur eine auf Symptome reduzierte Behandlung. Nicht ein einzelner Körperteil oder ein Organ ist erkrankt, sondern der »ganze Mensch«.

- Traditionelle Medizin

Traditionelle Medizin, wie sie heute in allen Teilen der Erde noch ausgeübt wird, ist mehr als die Behandlung von Krankheiten. Sie ist v. a. Spiritualität: Sie stiftet Identität und Sicherheit durch vertraute Rituale und schafft einen Zusammenhalt durch Gemeinschaftserlebnisse, wie etwa bei den Besessenheitskulten in Ostafrika. Sie befriedigt seelische und emotionale Bedürfnisse.

❯ Traditionelle Medizin ist Kräuterheilkunde, Psychoanalyse und Philosophie zusammen und geht damit weit über den reduzierten naturwissenschaftlichen Ansatz hinaus.

Der Patient empfindet sich in diesem Konzept auch nicht partiell erkrankt, etwa an einem Organ, sondern folgerichtig am ganzen Körper. Daher werden Nebenbeschwerden oft mit viel Intensität vorgetragen und der Haupterkrankungsgrund kann nur schwer herausgefunden werden. Aussagen wie: »Ich bin krank, sehr krank. Niemand kann mir helfen. Ich war schon bei so vielen Ärzten. Mir tut alles weh. Ich fühle mich saft- und kraftlos« dürften vielen Mitarbeitern der Gesundheitsberufe bekannt vorkommen.

- Emotionalität

Was die Emotionalität angeht, so wird diese in der deutschen Kultur wesentlich weniger ausgeprägt gezeigt, das Zeigen von Emotionen und Schmerzen gilt als unangebracht. Vor diesem Hintergrund können wir laute Schmerzensäußerungen auch besser verstehen, wenn wir Patienten mit türkischem Hintergrund haben, z. B. in der Gynäkologie, wo die »laute Geburt« der türkischen Patientin schon fast sprichwörtlich ist.

Krankheit wird als ein Phänomen betrachtet, das von außen kommt und den ganzen Körper betrifft. Als Erklärungsgrundlage gibt es den Willen Allahs, die Verärgerung von Ahnen, den bösen Blick, volksmedizinische Erklärungsmuster oder ganz einfach das »Schicksal«. Allerdings muss man auch hier stark nach Bildungshintergrund, Region und familiärem Umfeld unterscheiden.

In der westlichen Medizin waren solche Ansätze lange verpönt, sogar verboten oder schlicht unbeachtet geblieben. Erst in unserem Jahrhundert erfahren auch die anderen Systeme von Gesundheit und Krankheit auch von der Seite der westlichen Medizinwissenschaft mehr Aufmerksamkeit, wie das wachsende Interesse an dem Fachgebiet der Ethnomedizin zeigt. Und »last but not least« findet zunehmend auch die esoterische Verklärung von vermeintlich »natürlichen« Heilsystemen statt, die auch hierzulande ihren Markt gefunden hat.

6.3.2 Krankheit verbindet

Während bei uns Krankheit weitestgehend individuell erlebt und durchgestanden wird, bis hin zu Tabuisierungstendenzen bei schwerwiegenden Erkrankungen, gilt in vielen anderen Kulturen das Gegenteil: Hier wird Krankheit zu einem verbindenden Element. An den Heilritualen ist oft die Familie, häufig sogar der gesamte Clan des Kranken beteiligt. Wichtigster Heilmechanismus ist die Zugehörigkeit zur großen Familie, zur Gemeinschaft, die insgesamt heilend wirkt. Der Kranke steht nicht im Abseits, sondern im Mittelpunkt und kann sich der Pflege und Fürsorge der Familie sicher sein. Durch viel dichten Kontakt und viel menschliche Wärme soll der Körper des Kranken wieder genesen.

- **Großer Familienbesuch stört den Klinikalltag**

Dieses Verständnis führt zu sehr viel mehr Familienbesuch als es bei uns üblich ist und zu einer Belastung im deutschen Klinikalltag. Kranke Migranten kommen schon zur Anamnese häufig in Begleitung der Familienangehörigen. Oft auch in Begleitung der Kinder. Dies führt zu Schwierigkeiten im Klinikalltag, die v. a. beim Thema

»Besucherandrang« auftreten. Meist befindet sich ein Großteil der Verwandtschaft in der Nähe des Kranken und je nach Region aus der der Patient entstammt, kann dies sehr viele Menschen umfassen. In meinen Trainings wurde mir von einem Krankheitsfall in einer deutschen Klinik berichtet, wo ein Sinti-Oberhaupt auf der Intensivstation lag. Kurz nach seiner Einlieferung kamen auf einmal 70 Verwandte gleichzeitig und wollten ihn besuchen.

Durch die große Anteilnahme der Familienmitglieder ist es im Zimmer oft laut und hektisch, was die Mitpatienten stören kann. Da die Familie des Kranken diesen am liebsten 24 Stunden begleiten möchte, kann es zur Missachtung der Besuchszeiten kommen. In diesem Zusammenhang machen Krankheiten, die eine Isolierung erfordern, große Schwierigkeiten und die Erklärung erfordert große Sensibilität. Viele Migrantenpatienten erhalten den ganzen Tag über Besuch von mehreren Familienangehörigen. Dadurch werden sowohl der Patient selber, als auch die Mitpatienten in ihrer Erholungsphase gestört. Was kann getan werden, um dieser Situation kultursensibel zu begegnen und dennoch den Tagesplan nicht völlig stören zu lassen?

Praxistipp

Zunächst einmal ist es vorrangig eine gewisse Regelung zu treffen mit dem Ziel: Nur jeweils zwei Besucher zur selben Zeit im Zimmer und die Besuche auf drei Mal pro Tag reduzieren. Dies zu kommunizieren erfordert eine gewisse Sensibilität, denn allzu schnell wird an dieser Stelle vorgeworfen, dass die Pflegenden kein Herz hätten, oder dass man als ausländischer Patient keine Rechte auf seine Familienpflege habe.

Die folgenden Maßnahmen können Sie unterstützen, den Besuch und Klinikalltag besser zu vereinbaren.

Maßnahmen
- Durch ein einfühlsames Gespräch, in dem der Familie und dem Patienten der Wert von Ruhe für die Genesung nahegelegt wird, erkennt der Patient das Problem

▼

- Patient begreift die Ruhestörung in Bezug auf Mitpatienten
- Schild »Bitte vor dem Besuch anmelden« an der Zimmertür anbringen
- Nach Überschreitung der Besuchszeiten die Familie freundlich aber konsequent aus dem Zimmer bitten
- Mitpatient meldet sich, wenn Lärmbelästigung zu groß ist
- Der Aufenthaltsraum steht den Patienten und ihren Angehörigen jeder Zeit zur Verfügung

■ **Besonderheiten des Islams und orthodoxer Christen**

Nach den Regeln vieler traditioneller und religiös orientierter Kulturen wie der des Islams oder des orthodoxen Christentums sollte man Kranke und auf jeden Fall Sterbende nicht alleine lassen. Der Hintergrund geht neben dem Wunsch einem Sterbenden das letzte Geleit zu geben, in einigen Gesellschaften über dieses rein menschliche Bedürfnis hinaus: Der Sterbende schenkt seinen Mitmenschen Vergebung für das, was sie ihm angetan haben. In der Klinik sollte man darum darauf achten, dass den Angehörigen diese spirituelle Sterbebegleitung in einem separaten Raum ermöglicht wird. Diese Art von Sterbebegleitung ist einerseits für den Kranken wichtig, um ruhig sterben zu können, andererseits für die Angehörigen, um gebührend Abschied zu nehmen und sich auch keiner Sünde schuldig zu machen. Für gläubige Menschen ist dies von entscheidender Bedeutung für ihr weiteres Leben.

6.4   In Kürze

- Patienten, die aus Kollektivkulturen stammen, haben häufig einen anderen Zugang zu den Phänomenen Gesundheit und Krankheit. Krankheit unterliegt dem Prinzip der Ganzheit und erfordert auch ganzheitliche Maßnahmen, um den Patienten zu heilen.
- Wichtigkeit der Trilogie von Kommunikation, Harmonie und ganzheitliches Verständnis gilt für Kollektivkulturen in vielen Bereichen.

- Diese Weltsicht bricht mit dem Individualismus in der westlichen Welt und setzt den menschlichen Körper in einen größeren Zusammenhang, der nur aus der spirituellen Sicht nachvollzogen werden kann.
- Die spirituelle Sicht sieht den menschlichen Körper als einen Teil, der in einem harmonischen Verhältnis zum Kosmos und zu seiner Energie stehen muss.
- Krankheit ist ein Zeichen für ein Ungleichgewicht, das entweder durch menschliches Versagen oder Fehlverhalten ausgelöst wird oder aber durch die direkte Bestrafung einer höheren Welt.
- Im Gegensatz zur westlichen Medizin bieten die traditionellen Medizinsysteme ganzheitliche Behandlung (»oneness«) im Gegensatz zur symptomatischen Behandlung an isolierten Körperpunkten und am einzelnen Patienten. Dies schließt auch die energetische Mithilfe der Familie mit ein. Wenn dies als Hintergrund verstanden wird, wird der Umgang mit der oft begangenen »Regelverletzung« etwa durch zu viel Besuch außerhalb der Besuchszeiten, anders wahrgenommen und es können Handlungsalternativen entstehen, die sowohl dem Patienten und seinen Familien gerecht werden als auch dem medizinischen Ablaufplan.

Literatur

Bundesweiter Arbeitskreis Migration und öffentliche Gesundheit (2010) POSITIONS-PAPIER im Auftrag der »Beauftragten der Bundesregierung für die Belange der Ausländer«

Domenig D (2007) Transkulturelle Kompetenz Lehrbuchbuch für Pflege-, Gesundheits- und Sozialberufe. Huber, Bern

Greifeld K (2003) Ritual und Heilung – Eine Einführung in die Ethnomedizin. Dietrich Reimer, Berlin

Pschyrembel (1986) Klinisches Wörterbuch 256. Auflage. Walter de Gruyter, Berlin

Der ältere Patient

A. von Bose

A. von Bose, *Bunte Vielfalt – Interkulturelle Zusammenarbeit in Gesundheitsberufen (Top im Gesundheitsjob)*,
DOI 10.1007/978-3-662-43580-9_7
© Springer-Verlag Berlin Heidelberg 2014

» Alleine essen ist wie alleine sterben. (Sprichwort aus Ghana und Togo, Westafrika)

7.1 Bedarf an kultursensibler Pflege steigt

Der demographische Wandel in Deutschland zeigt sich auch im Bereich der Altenpflege und Betreuung. Immer mehr ältere Mitbürger mit Migrationshintergrund werden pflegebedürftig, viele von ihnen leben länger als 20 Jahre in Deutschland. Ältere Migranten gehören zu der am stärksten wachsenden Bevölkerungsgruppe in Deutschland (Bundesministerium für Familie, Senioren, Frauen und Jugend 2005) mit entsprechend wachsendem Pflegebedarf. Auch wenn es gut in das sozialromantische Bild passen würde, dass Migrantensenioren, die oft aus Kollektivkulturen stammen, behütet in der Großfamilie älter werden, hat sich gezeigt, dass dies nicht der Wahrheit entspricht. Auch Migrantensenioren werden zunehmend pflegebedürftig und fallen aus der familiären Versorgung heraus.

Somit sind auch die Mitarbeiter in Senioreneinrichtungen zunehmend stärker in ihrer interkulturellen Kompetenz gefordert und die Module der kultursensiblen Altenpflege haben Einzug in die Ausbildung der Altenpflege gehalten. Dennoch sind viele Einrichtungen auch heute noch nicht ausreichend auf die neuen Herausforderungen einer kultursensiblen Altenpflege vorbereitet. Auch in diesem Bereich klafft zunehmend die Schere zwischen der Forderung nach empathischer, kultursensibler Pflege einerseits und effizientem Arbeitsablauf, immer strafferen Zeitplänen und einer deutlichen Unterrepräsentanz an Fachkräften auf der anderen Seite immer weiter auseinander. Die eigentliche Begleitung von älteren Menschen nimmt zugunsten der versachlichten Pflege älterer Patienten immer weiter ab. Dies ist im Sinne einer kultursensiblen Haltung in mehrerer Hinsicht kontraproduktiv.

Wie in den vergangenen Kapiteln erläutert, bedarf der pflegebedürftige Mensch mit Migrationshintergrund einer anderen und v. a. intensiveren und sensibleren Pflege, die kompetentes Fachwissen mit einer kultursensiblen Haltung vereint und wo der versachlichte Arbeitsablauf, wie er in Deutschland üblich ist eine untergeordnete Rolle spielen müsste. Wie zu erwarten führen in der Seniorenpflege kulturelle Missverständnisse zu beidseitiger Verunsicherung bei Pflegebedürftigen und Pflegenden, »fremde« Verhaltensweisen werden u. U. als Lappalie abgewertet und es wird sich um so mehr an die Handlungsrichtlinien einer Versachlichung des Körpers gehalten, da dies eine gewisse Sicherheit in den Arbeitsabläufen garantiert. Schamgrenzen, die das Berühren des Körpers betreffen, werden oft rigoros übergangen und letztlich ist der pflegebedürftige ältere Migrant dann mit seinen kulturellen Hintergründen hilflos einer als unpassend empfundenen Behandlung ausgeliefert.

Der Fokus auf die Wertschätzung von individuellen Lebensbiografien an sich ist eine Basis der kultursensiblen Seniorenpflege. Nur wer sich mit den Werten und Zielsetzungen der Kultur des Patienten oder der Patientin vertraut gemacht hat und auch die Zwischentöne der individuellen Befindlichkeit spüren kann, wird dem älteren Patienten mit Migrationshintergrund gerecht werden können.

> ❯ Die oft gehörte Forderung nach der kulturellen »Anpassung«, die bei jüngeren Patienten oft schon nicht greift, kann bei älteren Patienten erst recht nicht eingefordert werden. Gerade im Alter werden die Gewohnheiten und Überzeugungen der individuellen Lebensgeschichte wieder wichtiger.

7.2   Das Alter bringt Sorgen und Ängste

Abhängig von der individuellen Lebenssituation, dem sozialen Status, dem Gesundheitszustand, dem Bildungshintergrund, den finanziellen Ressourcen, der erlebten Lebensgeschichte (z. B. erlebte Traumata, Verlust von Familienangehörigen, Isolation im Alter etc.), den Wohnverhältnissen und dem Geschlecht, ergeben sich individuelle und soziale Unterschiede in der Erfahrung des fortgeschrittenen Lebensalters. Das Gefühl, nirgends mehr zu Hause zu sein und nur noch eine kurze Lebensspanne zu haben, ist für viele ältere Migranten ein starker Belastungsfaktor. Je nach kultureller, religiöser und ethnischer Herkunft sind ältere Migranten von Werten und Normen geprägt, die manchmal im Gegensatz zu den Werten des Aufnahmelands stehen. Gefühle der Entwurzelung können auftauchen und eine alterstypische Verherrlichung der erlebten Jugendzeit kann auftreten. Je nach Gesundheitsstand kann dies weitreichende Folgen haben, da der ältere Patient seine Identität zu verlieren scheint und sich zuweilen im Pflegewesen des Aufnahmelands verloren und hilflos ausgeliefert fühlt. Es war ursprünglich bei vielen Migranten vorgesehen, das Alter wieder in der Heimat zu verbringen oder in der Familie gepflegt zu werden. Der Aufenthalt in einem Pflegeheim ist keine vorstellbare Perspektive von Migranten und doch füllen sich die Senioren- und Pflegeheime zunehmend mit Senioren aus anderen Herkunftskulturen.

Generell ist der Gang in eine Pflegeeinrichtung für ältere Menschen mit vielen Ängsten und Sorgen belastet, das trifft auch auf deutsche Senioren zu. Alles, was gewohnt war, fällt mit dem Gang in ein Pflegeheim weg. Die vertraute Umgebung, die sozialen Kontakte, der individuell gestaltete Tagesablauf, alles wird ersetzt durch eine neue Form des Zusammenlebens mit anderen Senioren und einem von außen, durch die Pflegeabläufe bestimmten Tagesablauf. Der gewohnte Lebensraum, in dem man sich frei bewegen konnte, wird durch ein kleines Zimmer ersetzt. Freiheit und Selbstbestimmung wird durch Pflegepläne und feste Abläufe ersetzt.

Das seit 20 Jahren mit Erfolg praktizierte Dementiaville im niederländischen De Hogeweyk in der Nähe von Amsterdam hat gezeigt, dass besonders altersverwirrte und demente Patienten sich sehr wohl fühlen können, wenn man ihnen eine Umgebung gestaltet, in der sie sich wieder zu Hause fühlen können. Das geht bis zur Einrichtung aus vergangenen Zeiten. »Menschen mit schwerer Demenz verstehen die Welt da draußen nicht mehr. Wir schaffen ihnen eine Welt, die sie verstehen: einen normalen Alltag in einem normalen Haus«, so äußert sich die Managerin Yvonne van Amerongen, die das weltweit einmalige Projekt vor rund 20 Jahren initiierte (http://www.zeit. de/2013/05/Demenzdorf-De-Hogeweyk-Alzey). Die Wohnungen in de Hogeweyk sind den Lebenswegen und Milieus nachempfunden, aus denen die Bewohner stammen. Sieben verschiedene Lebensstile von der Oberschicht bis zur Arbeiterklasse gibt es in De Hogeweyk. Dieses Modell zeigt, wie wichtig es gerade für den älteren Patienten ist, eine vertraute Umwelt zu erleben. Dies trifft für Patienten mit Migrationshintergrund, die evtl. noch Sprachschwierigkeiten haben, umso mehr zu. Sie kommen mit einem Pflegesystem, das ihnen unbekannt ist nicht zurecht.

7.2.1   Verlust von Freiheit

Der Verlust der individuellen Freiheit steht für Senioren, die eine andere kulturelle Herkunft haben, in einem krassen Gegensatz zu ihrer kulturellen Prägung. Wie schon in ▶ Abschn. 4.2 über Macht und Autorität beschrieben, sind besonders ältere Menschen aus etlichen Kollektivkulturen gewohnt, dass sie einen Macht und Autoritätszuwachs erfahren. Nach einer langen Lebenszeit, die von Pflichten gegenüber der Familie erfüllt sind, fängt im Alter die Zeit des Genießens an, die Zeit, in der der ältere Mensch endlich über Macht, Ansehen und Autorität verfügt. Traditionell wird sich in vielen Gesellschaften gemeinschaftlich um den älteren Familienangehörigen gekümmert. Er erfährt sozusagen die Belohnung für ein Leben, in dem er sich den Regeln der gesamten Gesellschaft unterworfen hatte.

Es ist unschwer zu erkennen, wie stark die Verunsicherung sein muss, wenn sich der ältere Mensch, der sich sein Leben lang auf ein Alter mit einem Macht- und Autoritätszuwachs in der Familie und Gesellschaft vorbereitet hat, nun dem System der Aufnahmegesellschaft unterwerfen muss und die als natürlich empfundene Ansehenssteigerung ausbleibt. Die Fremdbestimmung in den Einrichtungen der Seniorenpflege, die für den reibungslosen Arbeitsablauf der Pflegenden sicher wichtig ist, wird für den älteren Menschen zu einer Herausforderung, gegen die er sich wehren kann oder vor der er sich total verschließt. Aggressives Verhalten gegenüber den Pflegekräften bis hin zum psychischen Rückzug in Form von Verweigerung oder einer Erschaffung von Phantasmen über die Vergangenheit können die Folge sein. Dies kann zu Fehldiagnosen durch die Pflegenden führen, die ein solches Verhalten mit einer Demenz zu erklären versuchen.

7.3 Ein Fallbeispiel

Beispiel

Herr Kayman Alcancak ist neu in der Pflegeeinrichtung. Er stammt aus der Osttürkei und hat seit 35 Jahren in Deutschland als Fabrikarbeiter gearbeitet. Sein Ziel für sein Alter war es, in einem schönen Haus in seiner Heimatstadt Hatay mit seiner Frau zu leben und den Lebensabend im Kreise seiner Familie zu verbringen. Herrn Alcancaks Frau Hetiye ist vor einem Jahr gestorben und seitdem ist sein Lebensmittelpunkt weggebrochen. Die vier Kinder der Familie sind alle in verschiedenen Städten in Deutschland berufstätig und keiner kann sich um den alten Herrn kümmern. Als Herr Alcancak zunehmend Zeichen von Verwirrung zeigt und sich gedanklich fast nur noch mit seiner Jugendzeit in der Türkei beschäftigt, beschließt die Familie Herrn Alcancak in ein Pflegeheim zu geben, wo man sich professionell um ihn kümmern kann.

Herr Alcancak wird zunächst untersucht und der behandelnde Arzt stellt die Diagnose »beginnende Demenzerkrankung«, da sich Herr Alcancak sehr oft in seinen Erzählungen wiederholt. Er bekommt ein Zimmer, in das er seine Einrichtungsgegenstände mitbringen kann und soll nun an den Tagesablauf im Seniorenheim gewöhnt werden. Die leitende Stationspflegerin Heike Demmerle ist eine sehr jugendlich wirkende, fröhliche Frau, die im Allgemeinen schnell einen guten Draht zu den Neuzugängen bekommt. Sie begrüßt Herrn Alcancak lächelnd und heißt ihn herzlich in seinem »neuen Zuhause« willkommen. Herr Alcancak antwortet nicht sondern lässt sich mit versteinerter Miene in sein Zimmer führen. An nächsten Tag steht er nicht aus dem Bett auf. Niemand kann ihn dazu bewegen er antwortet nicht auf Fragen. Er starrt nur ununterbrochen aus dem Fenster und murmelt leise auf Türkisch vor sich hin. Frau Demmerle ruft den behandelnden Arzt, der auch keinen Zugang zu Herrn Alcancak bekommt. Herr Alcancak redet nur noch türkisch.

Da der Pflegeablauf eingehalten werden muss, wird Herr Alcancak zum Essen abgeholt, erhält seine Medikamentengaben und wird dreimal in der Woche geduscht. Sowohl der behandelnde Arzt als auch die Pflegenden tun Herrn Alcancaks Verhalten als Anpassungsschwierigkeit ab und werden sich zunehmend der Diagnose »Demenz« sicher. Nach einer Woche kommt Frau Demmerle morgens in das Zimmer von Herrn Alcancak. Er liegt noch im Bett. Als sie sich seinem Bett nähert, nimmt

▼

er ein Taschentuch und schneuzt sich lauthals die Nase. Mit einem feindlich-verärgerten Gesichtsausdruck schaut Herr Alcancak Frau Demmerle an und wirft das benutzte Taschentuch auf den Boden. »Da! Heb das auf!«, sagt er zu Frau Demmerle und funkelt sie wütend an. Frau Demmerle ist völlig verblüfft von diesem Angriff, der interessanterweise auch auf Deutsch erfolgt, und fragt Herrn Alcancak: »Was soll das?« Herr Alcancak dreht den Kopf weg und murmelt wieder auf Türkisch. Daraufhin verlässt Frau Demmerle wortlos das Zimmer. In der Teambesprechung erzählt sie was passiert ist und endet mit den Worten »Zu dem gehe ich nicht mehr. Ich bin doch nicht seine Dienerin! Der hat wohl seine Frau immer so behandelt und jetzt denkt er, er kann genauso mit mir umspringen!«

Die Fragen, die sich zu diesem Fallbeispiel stellen:
- Was sind mögliche Hintergrunderklärungen für Herrn Alcancak?
- Warum spricht er nur deutsch, wenn er ein provokantes Verhalten an den Tag legt?
- Ist Frau Demmerles Deutung richtig?
- Wie kann sie kultursensibel auf diesen Angriff reagieren?
- Wie kann sie ein Vertrauensverhältnis mit Herrn Alcancak aufbauen?

7.3.1 Was ist passiert?

Herr Alcancak ist bedingt durch die neue, fremde Umgebung sehr verunsichert ist und fühlt sich sehr alleine. Er hat niemanden, mit dem er in seiner Landessprache reden kann. Dazu kommt sicherlich auch eine altersbedingte Verhaltensänderung, die mit der Vordiagnose »Demenz« nicht wirklich viel aussagt. Es kann auch ein Kulturschock (▶ Abschn. 6.2) für Herrn Alcancaks feindliches Verhalten mitverantwortlich sein. Da er sein Leben lang mit einem anderen Lebensabend im Kreise seiner Familie und dann auch mit einer sehr geachteten Position innerhalb der Familie an der Spitze der Autoritätspyramide gerechnet hat, ist die Umstellung in eine Pflegeinstitution der Aufnahmekultur, die mit straffen Tagesplänen eher an eine rigide Erziehungsanstalt erscheinen lässt (Koch-Straube 2007) sehr schwer für ihn.

Ausgehend von einer Befragung über die Wünsche und Bedürfnisse von Senioren, die 1998 durchgeführt wurde, stehen für Migrantensenioren Trösten und Mut zusprechen neben den auch von deutschen Senioren genannten Bedürfnissen wie »Freundlichkeit, Geduld, Vertrauen, Eingehen auf Wünsche und Bedürfnisse der zu Pflegenden« (Bartel 1998) im Vordergrund.

Die aggressiv-feindliche Verhaltensweise, die Herr Alcancak gegenüber Frau Demmerle an den Tag legt, könnte Ausdruck seiner starken Verunsicherung sein. Eine in seinen Augen sehr junge Frau, zu der er keinen Bezug hat, ist nun für ihn verantwortlich. Das kann er so nicht akzeptieren. Weder kennt er sie, noch möchte er, dass sie ihm als fremde Frau zu nahe kommt. Hier kommt auch noch eine ausgeprägte Scham und die Verletzung des Tabus, dass sich ein Mann niemals von einer fremden Frau berühren lässt, hinzu (▶ Abschn. 4.3).

Dass Herr Alcancak in dieser geschilderten Situation deutsch redet, was er sonst konsequent vermeidet, ist nachvollziehbar: Er möchte seiner Unzufriedenheit ja durchaus Nachdruck verleihen. Frau Demmerles Deutung, dass Herr Alcancak in der Einrichtung nur seinen »Machismo« auslebt, ist falsch und basiert auf der persönlichen Wertung von Frau Demmerle. Sie ist mit ihrer Wahrnehmung in die Stereotypenfalle hineingetreten, die sich überall dann zeigt, wenn uns ein Verhalten unverständlich erscheint und erklärt werden will (▶ Kap. 2).

7.3.2 Kultursensible Lösung

Wie kann Frau Demmerle kultursensibel auf diesen Angriff reagieren? Frau Demmerle sollte sich keineswegs verschüchtern und vertreiben lassen. Sie sollte sich Zeit für den Patienten nehmen und ihn – gemäß den Regeln der indirekten Kommunikation – in ein freundliches Gespräch über Gemeinsames hinüberführen. Hier wäre ein unverbindliches Gespräch eine ideale Möglichkeit mit Herrn Alcancak langsam eine persönliche Beziehung aufzubauen. Themen eines solchen Gesprächs könnten Erzählungen von dem letzten Türkeiurlaub sein, die Frage, welche Fernsehsendungen er gerne sieht, wie viele Kinder er hat, etc. Falsch wäre es, auf diesen Angriff zu reagieren und nachzufragen, warum Herr Alcancak sich ihr gegenüber so ablehnend verhält, da dies niemals beantwortet werden kann. Herr Alcancak hat mit seinem Angriff gezeigt, dass in seinen Augen schon viel falsch gelaufen ist, seit er in die Einrichtung kam und dass er nun den Kontakt nur noch dann zulässt, wenn er sich indirekt über seine Probleme beschwert. Wenn Frau Demmerle daraufhin die Botschaft versteht und sich verstärkt dem Aufbau einer persönlichen und harmonischen Beziehung widmet, mag das Verhältnis künftig wesentlich besser funktionieren.

Das geschilderte Fallbeispiel ist ein »critical incident« für die weitere Pflege, evtl. sogar für die weitere Pflege von anderen fremdkulturellen Patienten, wenn Frau Demmerle die Bedeutung dieses Vorfalls missdeutet. Das Verhalten von Herrn Alcancak zeigt klar, dass er sich in einer Krise befindet, dass er mit den Anforderungen an sein neues Leben alleine nicht fertig wird. Er sucht sich ein Ventil – in diesem Falle Frau Demmerle – wo er seine Reaktionen auf diese Krise loswerden kann. Wenn man genau hinter die Kulissen der interkulturellen Verständigung schaut, zeigt Herr Alcancak, indem er Frau Demmerle indirekt auf Deutsch angreift, durchaus, dass er sie als seine Ansprechpartnerin begreift und auch akzeptiert hat. Nur der Weg, wie er seinen negativen Emotionen freien Lauf lässt, sorgt für noch mehr Verunsicherung, auch bei Frau Demmerle.

Eine Krisenbegleitung ist nur möglich, wenn die individuelle Persönlichkeit des Patienten akzeptiert und angenommen wird. Daher ist es sehr wichtig, dass Pflegende die »Bedrohung«, die Migrantensenioren in den hiesigen Einrichtungen spüren, auch verstehen und sehen können (Bühlmann u. Stauffer 2001) Daher ist es hier extrem wichtig einen persönlichen Gesprächsaufbau zu suchen und zu etablieren.

7.4   In Kürze

- ▬ Der demographische Wandel und die moderne Verkleinerung der Familien führt zu einem immer größeren Anteil an Migrantensenioren, die als ältere Patienten pflegebedürftig werden.
- ▬ Der andere kulturelle Hintergrund hat einerseits viele Verhaltens- und Denkweisen zu Folge, die von den Pflegenden vorurteilsfrei aufgenommen werden und reflektiert werden müssen. Nur so ist eine Entlastung am Arbeitsplatz möglich.

- Die Entlastung erfolgt nicht durch noch strengere Regeln und Tagesplanungen. Dadurch und durch die Gegenreaktionen der Pflegebedürftigen bilden sich immer weiter aufstauende gegenseitige Vorurteile bei den Mitarbeitern in Gesundheitsberufen und Pflegebedürftigen.
- Die Lebenswelt von älteren Patienten ist immer subjektiv und basiert auf der gelebten Erfahrung, aber wenn wir mit älteren Patienten, die einer anderen Kultur zugehörig sind, kommunizieren, wird die subjektive Erfahrung im Leben und die subjektive Erwartung an die Pflege oft noch einmal sehr deutlich von den Erwartungen der hiesigen Senioren unterschieden. Im Vordergrund stehen der Wunsch nach Nähe, Harmonie und Trost bei Migrantensenioren.
- Es bedarf einer stetigen Auseinandersetzung mit der Eigenwahrnehmung und der Fremdwahrnehmung im Pflegeteam, um den Pflegealltag gut an die neuen Gegebenheiten anzupassen. Es ist generell zu raten, auch regelmäßige Mediationen und Supervisionen durchführen zu lassen, damit die Pflegenden spürbar entlastet werden.
- Die Perspektive für die Zukunft ist es, die Pflegeeinrichtung stetig an die kulturelle Vielfalt der heutigen Zeit anzupassen, die Fachkräfte regelmäßig in interkultureller Kompetenz zu schulen und auch genügend Pflegefachkräfte mit Migrationshintergrund einzustellen. Wenn verstanden wird, dass eine Pflegeeinrichtung der Zukunft kreative neue Wege gehen muss, um für alle Beteiligten ein Gewinn zu sein, kann eine zufriedenstellende Gemeinschaft auch in Senioreneinrichtungen mit erhöhtem Migrantenanteil entstehen.

Literatur

Bartel D (2007) Interkulturelle Pflege im internationalen Seniorenzentrum. Unveröffentlichter Praxissemesterbericht. Zitierte nach: Straube-Koch U (2007) MigrantInnen in der Altenpflege. In: Domenig D (Hrsg) Transkulturelle Kompetenz. Hans Huber, Bern

Bühlmann R, Stauffer Y (2001) Bedeutung der Kommunikation in der Pflege. In Domenig D (Hrsg) Professionelle Transkulturelle Pflege. Hans Huber, Bern

Bundesministerium für Familie, Senioren, Frauen und Jugend (2005) Handbuch für eine kultursensible Altenpflegeausbildung, Hannover

Straube-Koch U (2007) MigrantInnen in der Altenpflege. In: Domenig D (Hrsg) Transkulturelle Kompetenz. Hans Huber, Bern

- ■ **Internet**

http://www.zeit.de/2013/05/Demenzdorf-De-Hogeweyk-Alzey

Interkulturelle Kompetenz – oder warum ein Fisch und ein Vogel doch ein Nest zusammen bauen können

A. von Bose

A. von Bose, *Bunte Vielfalt – Interkulturelle Zusammenarbeit in Gesundheitsberufen (Top im Gesundheitsjob)*,
DOI 10.1007/978-3-662-43580-9_8
© Springer-Verlag Berlin Heidelberg 2014

8.1 Kulturen sensibel verstehen lernen

Mehr Verständnis – das ist nicht nur ein humanitäres Anliegen, sondern es soll auch dazu beitragen, Kosten im Gesundheitswesen zu senken. Denn Fehlbehandlungen oder verschleppte Krankheiten sind auf Dauer teuer. Dennoch ist Kultur als Modellvorlage mit einer gewissen Vorsicht zu genießen.

❯ Die theoretische Grundannahme, dass Kultur der einzig und allein bestimmende Faktor für die Art und Weise zu handeln und zu Denken von Menschen sein soll, steht im Gegensatz zu der Prozesshaftigkeit von Kultur. Kultur befindet sich in einem ständigen Anpassungsprozess.

Daher kann man Wissen über Kulturen nicht generalisieren. Wenn zu schnell generalisiert wird, so bedeutet das, dass Pflegende, vorausgesetzt sie haben einen Einblick in eine andere Kultur erhalten, davon ausgehen, dass alle bekannten Merkmale dieser Kultur auf jeden Vertreter dieser Kultur zu treffen. Dies führt zu Schlussfolgerungen, die an Rezeptbücher erinnern, wie sie z. B. in Aussagen, wie: jede Türkin ist eine Muslimin, diese tragen ein Kopftuch, essen kein Schweinefleisch und lassen sich nicht anfassen, weil sie eine hohe Schamgrenze haben. Ich kann also in meinen Anamnesebogen die Felder: Religion, Vorschriften (Essen, Intimsphäre, Pflege, Rituale, Familienverbund) eintragen. Diese Vereinfachung mag zwar auf den ersten Blick hilfreich wirken, sie wird aber dem Patienten als Individuum keinesfalls gerecht.

Auch unsere türkische Patientin kann Atheistin sein, womit ihr religiöse Vorschriften nichts bedeuten, sie kann zu einer christlichen Gruppe gehören oder zu der alevitischen Religionsgemeinschaft (einer islamischen Glaubensrichtung, die den Islam eher von einer philosophischen Warte aus betrachtet), oder sie kann einfach beschlossen haben Schweinefleisch zu essen, weil sie sich vielleicht von allem distanzieren möchte, was sie mit ihrer Herkunftskultur in Verbindung bringt. Schnell wird klar, dass Kultursensibilität oder interkulturelle Kompetenz wesentlich mehr bedeutet als das statische und generalisierte Wissen um Kulturen.

In diesem Zusammenhang fällt mir eine kleine Episode ein, die mir eine Freundin aus Algerien erzählte.

Beispiel

Sie war in der gynäkologischen Abteilung einer Klinik in einem Zweibettzimmer mit einer türkischen Patientin zusammengelegt worden. Aus der Sicht der Pflegenden und der behandelnden Ärzte hatten sie mit dieser Zusammenlegung viel interkulturelles Gespür bewiesen. Auf den ersten Blick mag es zwar kultursensibel erschienen sein, dass man zwei Patientinnen zusammenlegt, die eine vermeintlich ähnliche Herkunftskultur haben. Doch dem war keinesfalls so. Obwohl beide Patientinnen bekennende Musliminnen sind, bestehen gravierende Unterschiede in der jeweiligen persönlichen Kultur. Meine Freundin, eine Intellektuelle aus Algerien, die in Paris Philosophie studiert und sich hier sehr erfolgreich integriert hat, hat an die Pflege vollkommen andere Wünsche als die türkische Patientin.

Die türkische Patientin kam aus Ostanatolien und entsprach in ihrem Äußeren und in ihrem Verhalten dem klassischen hierzulande vorherrschenden Stereotyp über türkische Frauen. So legte sie z. B. nie das

▼

Kopftuch ab, bestand auf viel Familienbesuch, hielt sich nicht an die diätischen Vorschriften und zeigte insgesamt eine stark ablehnende Haltung gegenüber der Pflege in der deutschen Klinik. Meine Freundin bestand nach kurzer Zeit darauf, in ein anderes Zimmer mit deutschen Patientinnen verlegt zu werden.

Interkulturelle Kompetenz nicht bedeutet nicht ein oberflächliches Wissen über eine andere Kultur zu haben und anzuwenden. Es bedeutet vielmehr sich auf die Kultur des einzelnen Patienten, und somit auf den individuellen Patienten einzustellen und das Hintergrundwissen über evtl. kulturelle Gegebenheiten sorgfältig und sensibel zu behandeln.

- **Interkulturelle Kompetenz**

Interkulturelle Kompetenz impliziert, dass der Mensch in seiner Einzigartigkeit wahrgenommen werden sollte und man gleichzeitig Hintergrundwissen über seine Kultur erwirbt. Damit wird auch die Stereotypisierung von Patientengruppen vermieden.

> **Interkulturelle Kompetenz verlangt von uns eine Reihe von Kompetenzen, die im Ganzen gesehen eben die Fähigkeit ausmachen, kultursensibel mit jedem Patienten umgehen zu können.**

Kernkompetenzen der interkulturellen Kompetenz sind:
- kommunikative Kompetenz,
- Selbstreflexion,
- Empathie,
- Offenheit,
- Flexibilität und Konfliktfähigkeit,
- Kreativität,
- Wissen über das Phänomen Kultur,
- Wertschätzung von kultureller Vielfalt.

Alle einzelnen Kernkompetenzen beeinflussen sich wechselseitig. Der Erwerb interkultureller Kompetenz stellt somit einen ständig andauernden Lernprozess dar – man lernt nie aus und jede Begegnung mit anderen Kulturen ist Teil dieser Entwicklung.

- **Fachwissen**: Dies ist eine selbstverständliche Voraussetzung, jedoch ist dies kaum realistisch im Berufsalltag. Es geht vielmehr um die Fähigkeit, kulturelles Verhalten und individuelles Verhalten einordnen zu lernen.
- **Sozialkompetenz, Arbeitstechniken**: Kulturelle Prägungen führen zu einem anderen Verhalten. Hier ist Hintergrundwissen nötig, z. B. wie man Kontakt aufbaut, diskutiert, delegiert, Inhalte und Ergebnisse dem Patienten präsentiert.
- **Wissen über Kulturunterschiede**: Wissen über grundlegende Kulturunterschiede einzelner Länder (gehört der Patient einer Kollektivkultur an oder einer Individualkultur) bilden eine wichtige Basis.
- **Reflexion der eigenen kulturellen Prägung**: Primäre Voraussetzung für jeden: Die Bewusstwerdung über die Verinnerlichung der eigenen Normen und Werte.
- **Selbstkompetenz, Selbstmanagement**: Empathie, Flexibilität und Umgang mit Mehrdeutigkeit sind hier die wichtigsten Merkmale einer erfolgreichen Kommunikationsbasis.
- **Interkulturelle Kommunikation**: Die meisten Missverständnisse bei der Behandlung von Migrantenpatienten oder -senioren sind auf die fehlende Sensibilität im Gebrauch der Kommunikation (direkt oder indirekt) zurückzuführen. Hier ist eine grundlegende Akzeptanz von und Anpassung an andere Kommunikationsformen nötig.

Last but not least kann interkulturelle Kompetenz nur im gelebten Kontakt mit anderen Kulturen wachsen, indem man sich auf das Abenteuer Kultur einlässt, ohne sich von Stereotypen und Vorurteilen verblenden zu lassen. Aber dies ist noch immer ein Weg. In Befragungen über die persönlichen Kontakte im privaten Lebensumfeld von den Teilnehmern meiner Schulungen wird schnell klar, dass es nur wenig private Kontakte und Freundschaften zwischen den Kulturen gibt. Solange aber Kultur nur wissenschaftlich und starr zu erlernen und zu verstehen versucht wird, können die wichtigen gelebten Regeln von Kultur nicht wirklich verstanden werden. Sie bleiben dann wissenschaftlich, fremd und fern. Interkulturelle Kompetenz aber ist die Fähigkeit, eine Integration überhaupt erst möglich zu machen. Es ist der Schritt auf einem langen Weg zu gelebter bunter Vielfalt.

■ **Zum Weiterlesen und Vertiefen**

Es gibt mittlerweile viel weiterhelfende Links im Internet zu der Thematik »Bunte Vielfalt im Gesundheitswesen«. Ich möchte Ihnen hier eine kleine Auswahl an Internetlinks zur Verfügung stellen, die zu empfehlen sind:

- www.bag.admin.ch: Migration und Gesundheit. Themen rund um die kultursensible Versorgung von Menschen mit Migrationshintergrund in der Schweiz. U.a. eine Auflistung besonders migrantenfreundlicher Spitäler in der Schweiz
- www.best-med-link.de: Medizinisches Wörterbuch und Links zu weiteren relevanten Veröffentlichungen
- www.infodienst.bzga.de: Migration und öffentliche Gesundheit. Themen, Veranstaltungen, Termine
- www.integrationsfonds.at/oeif_dossiers/gesundheit/: Österreichischer Integrationsfond. Themen zu Migration und Gesundheit in Österreich
- www.klinikum-nuernberg.de/DE/ueber_uns/Fachabteilungen_KN/zd/marketing/fachinformationen/komma_IntERnet/: Das Klinikum Nürnberg hat Piktogramme und mehrsprachige Materialien zu 20 Themen aus dem Klinikalltag herausgebracht zu finden auch unter: KOM-MA Kommunikations-Materialien für Ausländische Patienten
- www.lgz-rlp.de: Informationen zu kultursensibler Pflege in Rheinland-Pfalz
- www.bkk-promig.de: Gesundheitsthemen in Arabisch, Bosnisch, Englisch, Russisch, Serbisch, Türkisch
- www.kultur-gesundheit.de: Informationen zum Umgang mit sterbenden muslimischen Patienten, zur Patientenverfügung u. a.; hier gibt es auch Links zu weiterführenden Seiten für Patienten in verschiedenen Sprachen
- www.menschen-pflegen.de/enid/Pflegebedarf_-_Was_nun_/Kultursensible_Pflege_ff.html: Eine Initiative der Ministerin für Arbeit, Soziales, Gesundheit, Familie und Frauen des Landes Rheinland-Pfalz
- www.mighealth.net: MIGHEALTHNET – Informationsnetzwerk Migration und Gesundheit

Interkulturelle Kompetenz im Gesundheitswesen möchte ich zum Schluss dieses kleinen Ratgebers so definieren:

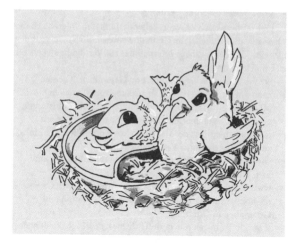

◻ Abb. 8.1 Fisch und ein Vogel können zusammen ein sehr buntes Nest bauen

» Wenn wir es schaffen, dass sich ein Patient aus einer anderen Kultur nicht mehr fremd, sondern sich in unserem Gesundheitssystem gut versorgt und aufgehoben fühlt, dann sind alle Bedingungen erfüllt, die zu einer erfolgreichen Behandlung und Genesung notwendig sind. Und ausgehend von diesem positiven Gefühl einer verständnisvollen Pflege wird Integration und Vielfalt auch in anderen gesellschaftlichen Bereichen ermöglicht.«

8.2   Nachwort

Ich wünsche Ihnen in Ihrem beruflichen Umfeld bewegende und Horizont erweiternde Erlebnisse mit anderen Kulturen. Nehmen Sie nicht alles immer so ernst und schwer. Humor schadet nicht, er hilft Situationen zu entkrampfen und das Miteinander menschlicher zu gestalten. Und das ent-stresst den beruflichen Alltag ungemein.

Zu Beginn dieses Buches habe ich das Sprichwort zitiert:

» Warum ein Fisch und ein Vogel kein Nest zusammen bauen können.

Im interkulturellen Kontext mag es manchmal das passende Sprichwort sein. Ich persönlich bin durch meine langjährige Berufs- und Lebenserfahrung im Kontakt mit vielen Menschen aus den unterschiedlichsten Kulturen allerdings zu dieser Überzeugung gelangt:

» Ein Fisch und ein Vogel können zusammen ein sehr buntes Nest bauen, wenn beide dies wollen und sich auf von Herzen den anderen einlassen möchten.«

In diesem Sinne (◻ Abb. 8.1) wünsche ich Ihnen viele spannende und gefühlvolle Momente in Ihrem beruflichen Alltag, Momente, die Ihr Herz erwärmen und die auch Sie davon überzeugen, dass Vielfalt bunt ist und gelingen kann!

Serviceteil

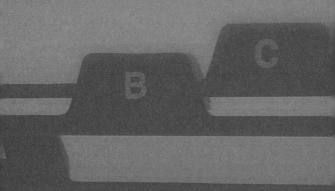

A. von Bose, *Bunte Vielfalt – Interkulturelle Zusammenarbeit in Gesundheitsberufen (Top im Gesundheitsjob)*, DOI 10.1007/978-3-662-43580-9
© Springer-Verlag Berlin Heidelberg 2014

Stichwortverzeichnis

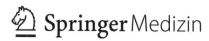
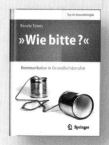
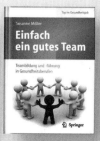
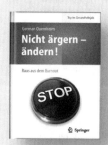
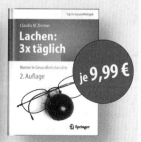

Printing: Ten Brink, Meppel, The Netherlands
Binding: Ten Brink, Meppel, The Netherlands